国家卫生健康委员会"十三五"规划教材

全国中医药高职高专教育教材

供护理、助产专业用

U0292771

护理学导论

第 3 版

主　　编　陈香娟　曾晓英

副 主 编　王连艳　李　静　唐布敏

编　　委　（按姓氏笔画排序）

王连艳（四川中医药高等专科学校）

孙　敏（安徽中医药高等专科学校）

李　静（湖南中医药高等专科学校）

陈香娟（南阳医学高等专科学校）

徐红丹（黑龙江中医药大学佳木斯学院）

唐布敏（遵义医药高等专科学校）

曹　丹（江西中医药高等专科学校）

曾晓英（江西中医药高等专科学校）

雷雨颖（南阳医学高等专科学校）

人民卫生出版社

图书在版编目（CIP）数据

护理学导论 / 陈香娟，曾晓英主编. —3 版. —北京：人民卫生出版社，2018

ISBN 978-7-117-26348-1

Ⅰ. ①护… Ⅱ. ①陈…②曾… Ⅲ. ①护理学－高等职业教育－教材 Ⅳ. ①R47

中国版本图书馆 CIP 数据核字（2018）第 075581 号

| 人卫智网 | www.ipmph.com | 医学教育、学术、考试、健康，购书智慧智能综合服务平台 |
| 人卫官网 | www.pmph.com | 人卫官方资讯发布平台 |

护理学导论
第 3 版

主　　编：陈香娟　曾晓英
出版发行：人民卫生出版社（中继线 010-59780011）
地　　址：北京市朝阳区潘家园南里 19 号
邮　　编：100021
E - mail：pmph @ pmph.com
购书热线：010-59787592　010-59787584　010-65264830
印　　刷：人卫印务（北京）有限公司
经　　销：新华书店
开　　本：787×1092　1/16　印张：11
字　　数：253 千字
版　　次：2010 年 5 月第 1 版　2018 年 5 月第 3 版
　　　　　2023 年 8 月第 3 版第 8 次印刷（总第 18 次印刷）
标准书号：ISBN 978-7-117-26348-1/R·26349
定　　价：34.00 元
打击盗版举报电话：010-59787491　E-mail：WQ @ pmph.com
（凡属印装质量问题请与本社市场营销中心联系退换）

《护理学导论》数字增值服务编委会

主　　编　陈香娟　曾晓英

副 主 编　王连艳　李　静　唐布敏

编　　委　（按姓氏笔画排序）

王连艳（四川中医药高等专科学校）

孙　敏（安徽中医药高等专科学校）

李　静（湖南中医药高等专科学校）

陈香娟（南阳医学高等专科学校）

徐红丹（黑龙江中医药大学佳木斯学院）

唐布敏（遵义医药高等专科学校）

曹　丹（江西中医药高等专科学校）

曾晓英（江西中医药高等专科学校）

雷雨颖（南阳医学高等专科学校）

修 订 说 明

为了更好地推进中医药职业教育教材建设,适应当前我国中医药职业教育教学改革发展的形势与中医药健康服务技术技能人才的要求,贯彻落实《国家中长期教育改革和发展规划纲要(2010—2020年)》《医药卫生中长期人才发展规划(2011—2020年)》《中医药发展战略规划纲要(2016—2030年)》精神,做好新一轮中医药职业教育教材建设工作,人民卫生出版社在教育部、国家卫生健康委员会、国家中医药管理局的领导下,组织和规划了第四轮全国中医药高职高专教育、国家卫生健康委员会"十三五"规划教材的编写和修订工作。

本轮教材修订之时,正值《中华人民共和国中医药法》正式实施之际,中医药职业教育迎来发展大好的际遇。为做好新一轮教材出版工作,我们成立了第四届中医药高职高专教育教材建设指导委员会和各专业教材评审委员会,以指导和组织教材的编写和评审工作;按照公开、公平、公正的原则,在全国1400余位专家和学者申报的基础上,经中医药高职高专教育教材建设指导委员会审定批准,聘任了教材主编、副主编和编委;启动了全国中医药高职高专教育第四轮规划第一批教材,中医学、中药学、针灸推拿、护理4个专业63门教材,确立了本轮教材的指导思想和编写要求。

第四轮全国中医药高职高专教育教材具有以下特色:

1. **定位准确,目标明确** 教材的深度和广度符合各专业培养目标的要求和特定学制、特定对象、特定层次的培养目标,力求体现"专科特色、技能特点、时代特征",既体现职业性,又体现其高等教育性,注意与本科教材、中专教材的区别,适应中医药职业人才培养要求和市场需求。

2. **谨守大纲,注重三基** 人卫版中医药高职高专教材始终坚持"以教学计划为基本依据"的原则,强调各教材编写大纲一定要符合高职高专相关专业的培养目标与要求,以培养目标为导向、职业岗位能力需求为前提、综合职业能力培养为根本,同时注重基本理论、基本知识和基本技能的培养和全面素质的提高。

3. **重点考点,突出体现** 教材紧扣中医药职业教育教学活动和知识结构,以解决目前各高职高专院校教材使用中的突出问题为出发点和落脚点,体现职业教育对人才的要求,突出教学重点和执业考点。

4. **规划科学,详略得当** 全套教材严格界定职业教育教材与本科教材、毕业后教育教材的知识范畴,严格把握教材内容的深度、广度和侧重点,突出应用型、技能型教育内容。基础课教材内容服务于专业课教材,以"必须、够用"为度,强调基本技能的培养;专业课教材紧密围绕专业培养目标的需要进行选材。

5. **体例设计，服务学生** 本套教材的结构设置、编写风格等坚持创新,体现以学生为中心的编写理念,以实现和满足学生的发展为需求。根据上一版教材体例设计在教学中的反馈意见,将"学习要点""知识链接""复习思考题"作为必设模块,"知识拓展""病案分析(案例分析)""课堂讨论""操作要点"作为选设模块,以明确学生学习的目的性和主动性,增强教材的可读性,提高学生分析问题、解决问题的能力。

6. **强调实用，避免脱节** 贯彻现代职业教育理念。体现"以就业为导向,以能力为本位,以发展技能为核心"的职业教育理念。突出技能培养,提倡"做中学、学中做"的"理实一体化"思想,突出应用型、技能型教育内容。避免理论与实际脱节、教育与实践脱节、人才培养与社会需求脱节的倾向。

7. **针对岗位，学考结合** 本套教材编写按照职业教育培养目标,将国家职业技能的相关标准和要求融入教材中。充分考虑学生考取相关职业资格证书、岗位证书的需要,与职业岗位证书相关的教材,其内容和实训项目的选取涵盖相关的考试内容,做到学考结合,体现了职业教育的特点。

8. **纸数融合，坚持创新** 新版教材最大的亮点就是建设纸质教材和数字增值服务融合的教材服务体系。书中设有自主学习二维码,通过扫码,学生可对本套教材的数字增值服务内容进行自主学习,实现与教学要求匹配、与岗位需求对接、与执业考试接轨,打造优质、生动、立体的学习内容。教材编写充分体现与时代融合、与现代科技融合、与现代医学融合的特色和理念,适度增加新进展、新技术、新方法,充分培养学生的探索精神、创新精神;同时,将移动互联、网络增值、慕课、翻转课堂等新的教学理念和教学技术、学习方式融入教材建设之中,开发多媒体教材、数字教材等新媒体形式教材。

人民卫生出版社医药卫生规划教材经过长时间的实践与积累,其中的优良传统在本轮修订中得到了很好的传承。在中医药高职高专教育教材建设指导委员会和各专业教材评审委员会指导下,经过调研会议、论证会议、主编人会议、各专业编写会议、审定稿会议,确保了教材的科学性、先进性和实用性。参编本套教材的800余位专家,来自全国40余所院校,从事高职高专教育工作多年,业务精纯,见解独到。谨此,向有关单位和个人表示衷心的感谢!希望各院校在教材使用中,在改革的进程中,及时提出宝贵意见或建议,以便不断修订和完善,为下一轮教材的修订工作奠定坚实的基础。

人民卫生出版社有限公司
2018 年 4 月

全国中医药高职高专院校第四轮第一批规划教材书目

教材序号	教材名称	主编		适用专业
1	大学语文(第4版)	孙　洁		中医学、针灸推拿、中医骨伤、护理等专业
2	中医诊断学(第4版)	马维平		中医学、针灸推拿、中医骨伤、中医美容等专业
3	中医基础理论(第4版)*	陈　刚	徐宜兵	中医学、针灸推拿、中医骨伤、护理等专业
4	生理学(第4版)*	郭争鸣	唐晓伟	中医学、中医骨伤、针灸推拿、护理等专业
5	病理学(第4版)	苑光军	张宏泉	中医学、护理、针灸推拿、康复治疗技术等专业
6	人体解剖学(第4版)	陈晓杰	孟繁伟	中医学、针灸推拿、中医骨伤、护理等专业
7	免疫学与病原生物学(第4版)	刘文辉	田维珍	中医学、针灸推拿、中医骨伤、护理等专业
8	诊断学基础(第4版)	李广元	周艳丽	中医学、针灸推拿、中医骨伤、护理等专业
9	药理学(第4版)	侯　晞		中医学、针灸推拿、中医骨伤、护理等专业
10	中医内科学(第4版)*	陈建章		中医学、针灸推拿、中医骨伤、护理等专业
11	中医外科学(第4版)*	尹跃兵		中医学、针灸推拿、中医骨伤、护理等专业
12	中医妇科学(第4版)	盛　红		中医学、针灸推拿、中医骨伤、护理等专业
13	中医儿科学(第4版)*	聂绍通		中医学、针灸推拿、中医骨伤、护理等专业
14	中医伤科学(第4版)	方家选		中医学、针灸推拿、中医骨伤、护理、康复治疗技术专业
15	中药学(第4版)	杨德全		中医学、中药学、针灸推拿、中医骨伤、康复治疗技术等专业
16	方剂学(第4版)*	王义祁		中医学、针灸推拿、中医骨伤、康复治疗技术、护理等专业

续表

教材序号	教材名称	主编	适用专业
17	针灸学（第4版）	汪安宁　易志龙	中医学、针灸推拿、中医骨伤、康复治疗技术等专业
18	推拿学（第4版）	郭翔	中医学、针灸推拿、中医骨伤、护理等专业
19	医学心理学（第4版）	孙萍　朱玲	中医学、针灸推拿、中医骨伤、护理等专业
20	西医内科学（第4版）*	许幼晖	中医学、针灸推拿、中医骨伤、护理等专业
21	西医外科学（第4版）	朱云根　陈京来	中医学、针灸推拿、中医骨伤、护理等专业
22	西医妇产科学（第4版）	冯玲　黄会霞	中医学、针灸推拿、中医骨伤、护理等专业
23	西医儿科学（第4版）	王龙梅	中医学、针灸推拿、中医骨伤、护理等专业
24	传染病学（第3版）	陈艳成	中医学、针灸推拿、中医骨伤、护理等专业
25	预防医学（第2版）	吴娟　张立祥	中医学、针灸推拿、中医骨伤、护理等专业
1	中医学基础概要（第4版）	范俊德　徐迎涛	中药学、中药制药技术、医学美容技术、康复治疗技术、中医养生保健等专业
2	中药药理与应用（第4版）	冯彬彬	中药学、中药制药技术等专业
3	中药药剂学（第4版）	胡志方　易生富	中药学、中药制药技术等专业
4	中药炮制技术（第4版）	刘波	中药学、中药制药技术等专业
5	中药鉴定技术（第4版）	张钦德	中药学、中药制药技术、中药生产与加工、药学等专业
6	中药化学技术（第4版）	吕华瑛　王英	中药学、中药制药技术等专业
7	中药方剂学（第4版）	马波　黄敬文	中药学、中药制药技术等专业
8	有机化学（第4版）*	王志江　陈东林	中药学、中药制药技术、药学等专业
9	药用植物栽培技术（第3版）*	宋丽艳　汪荣斌	中药学、中药制药技术、中药生产与加工等专业
10	药用植物学（第4版）*	郑小吉　金虹	中药学、中药制药技术、中药生产与加工等专业
11	药事管理与法规（第3版）	周铁文	中药学、中药制药技术、药学等专业
12	无机化学（第4版）	冯务群	中药学、中药制药技术、药学等专业
13	人体解剖生理学（第4版）	刘斌	中药学、中药制药技术、药学等专业
14	分析化学（第4版）	陈哲洪　鲍羽	中药学、中药制药技术、药学等专业
15	中药储存与养护技术（第2版）	沈力	中药学、中药制药技术等专业

续表

教材序号	教材名称	主编	适用专业
1	中医护理(第3版)*	王文	护理专业
2	内科护理(第3版)	刘杰 吕云玲	护理专业
3	外科护理(第3版)	江跃华	护理、助产类专业
4	妇产科护理(第3版)	林萍	护理、助产类专业
5	儿科护理(第3版)	艾学云	护理、助产类专业
6	社区护理(第3版)	张先庚	护理专业
7	急救护理(第3版)	李延玲	护理专业
8	老年护理(第3版)	唐凤平 郝刚	护理专业
9	精神科护理(第3版)	井霖源	护理、助产专业
10	健康评估(第3版)	刘惠莲 滕艺萍	护理、助产专业
11	眼耳鼻咽喉口腔科护理(第3版)	范真	护理专业
12	基础护理技术(第3版)	张少羽	护理、助产专业
13	护士人文修养(第3版)	胡爱明	护理专业
14	护理药理学(第3版)*	姜国贤	护理专业
15	护理学导论(第3版)	陈香娟 曾晓英	护理、助产专业
16	传染病护理(第3版)	王美芝	护理专业
17	康复护理(第2版)	黄学英	护理专业
1	针灸治疗(第4版)	刘宝林	针灸推拿专业
2	针法灸法(第4版)*	刘茜	针灸推拿专业
3	小儿推拿(第4版)	刘世红	针灸推拿专业
4	推拿治疗(第4版)	梅利民	针灸推拿专业
5	推拿手法(第4版)	那继文	针灸推拿专业
6	经络与腧穴(第4版)*	王德敬	针灸推拿专业

* 为"十二五"职业教育国家规划教材

第四届全国中医药高职高专教育教材建设指导委员会

主任委员　方家选　胡志方

副主任委员　（按姓氏笔画排序）

王义祁　王之虹　刘斌　李丽　何文彬
张立祥　张先庚　陈刚　陈林兴　周建军
秦晓明　郭争鸣

委员　（按姓氏笔画排序）

王秀兰　卞瑶　孔令俭　刘勇　李灿东
李治田　李景儒　李榆梅　吴彬　张科
张美林　张登山　张震云　陈文松　陈玉奇
陈景华　金玉忠　周忠民　顾强　徐家正
唐家奇　曹世奎　龚晋文　董维春　董辉光
谭工　潘年松

秘书　滕艺萍　范真　马光宇

第四届全国中医药高职高专护理类专业教材评审委员会

主任委员　张先庚

副主任委员　刘杰

委员　范真　郝刚　段艮芳
黄学英　程家娥　滕艺萍

前　言

护理学导论是引领学生进入护理专业殿堂的入门课程，是引导学生明确护理学的基础理论及其学科框架，了解护理学及其发展趋势的一门重要的专业基础课，是学生学好护理专业知识和技能的基础。

根据教育部职业教育改革的精神，高职高专院校是以培养高素质技能型人才为根本任务，本教材遵循护理专业培养目标，以尽量满足高职高专院校的教学需求和临床护理工作对护理人才知识、能力、素质的要求为宗旨，与护理岗位能力需求和国家护士执业资格考试接轨，以现代护理观为指导，以人的健康为中心，以护理程序为核心，以护理学基本概念的具体内涵为框架，按照现代护理学特点来选择和组织教材内容。

本教材体现了最新教学理念和教学改革思路，注重理论和实践结合，在理论性较强的内容后以"附"或"案例分析"的形式，将所学理论应用到护理实践中，以提高学生理解问题、分析问题、解决问题的能力。本教材是高职高专院校护理、助产专业及其他相关医学类专业的教学用书，也可作为培训教材使用。

全书共分十一章，内容包括绪论、护理学概述、护士素质与行为规范、护士与患者、健康与疾病、护理学基本理论、护理程序、健康教育、护理与法律、临床护理决策与循证护理、护士核心能力与职业发展规划，蕴涵着帮助服务对象满足生理、心理和治疗需要的护理基本知识、基本理论和基本技能。

教材的编写参考和吸收了国内外有关文献的观点和方法，博采众长。本书编写得到各位编者的大力支持，在此表示诚挚的谢意。

由于编者水平有限，教材内容如有疏漏和不妥之处，恳请各位读者批评指正。

《护理学导论》编委会
2018 年 1 月

目 录

第一章

绪　论

 学习要点

> 1. 南丁格尔对护理学的主要贡献、现代护理学发展的阶段及各阶段护理的特点；
> 2. 中国护理事业发展的重要事件、护理专业的特点；
> 3. 具有稳定的专业思想。

　　自从有了人类，就有了护理。在长期的抗病害斗争和劳动实践过程中，护理经历了从简单的清洁卫生护理到以疾病为中心的护理，再到以患者为中心的护理，直至以人的健康为中心的护理的发展历程。随着社会的发展，人民生活水平的提高和对健康需求的增加，护理学的任务、研究的内容与范畴在不断深入和扩展，逐渐形成了自己特有的理论和实践体系，成为一门独立的学科。

第一节　护理学的形成与发展

　　护理学的形成和发展与人类社会的发展和人类的文明进步息息相关。了解护理学的过去、现在和将来，对促进护理学发展起着重要作用。

一、西方护理学的形成与发展

（一）人类早期的护理

　　1. 自我护理　人类为谋求生存，在与自然作斗争的过程中，逐渐积累了丰富的经验。人们观察到动物疗伤的方法而加以效仿，如用舌头舔伤口、用溪水冲掉血污，防止伤口恶化；他们还逐渐学会以树枝或石块为工具获取食物，后又学会用火，并逐渐认识到进食熟食可以减少胃肠道疾病，开始了解饮食与胃肠道疾病的关系；人们发现吃了某些食物而致腹部不适时，用手抚摸可减轻疼痛，于是就形成了原始的按摩疗法，将烧热的石块置于患处可减轻疼痛，即最原始而简单的热疗，逐渐形成了"自我保护"式的医疗照顾。

　　2. 家庭护理　为了在险恶的环境中求生存，人们逐渐聚居，并按血缘关系组成以家族为中心的部落。这时，人们开始定居组成家庭，进入母系氏族时代。作为母

1

亲，她们凭着慈爱本性和保护家人的责任，借代代相传的经验去照顾家庭中的患病者和弱者，于是就由自我护理进入家庭护理阶段。当时，常用一些原始的治疗护理方法为伤病者解除痛苦，促进康复，如伤口包扎、止血、热敷、按摩以及饮食调理等。

3. 宗教护理 在原始社会中，人们对疾病不能正确认识，把天灾、人祸、疾病看成是神灵主宰或魔鬼作祟，于是求助巫师采用祷告、念咒、放血、冷水泼浇、恶味药物引吐等方式祈求神灵的帮助，驱除病魔，此时，迷信、宗教与医药混合在一起，医巫不分。公元初年，基督教兴起后，开始了教会对医护一千多年的影响。教徒们宣扬"博爱""牺牲"等思想，还开展医病、济贫等慈善事业，并建立了医院。这些医院最初为收容徒步朝圣者的休息站，后发展为治疗精神病、麻风等疾病的医院及养老院，此阶段可以看成是以宗教意识为主要思想的护理最初阶段。

（二）中世纪的护理

中世纪的护理工作主要受宗教和战争的影响。中世纪的欧洲，由于社会、经济、宗教的发展，教会权力的争夺，导致战争频发，由此带来的疾病如伤寒、麻风、丹毒等疫病大肆流行，伤病员增多，这就迫切需要大量的医院和护士，不少医院应运而建。13～14世纪，罗马帝国天主教皇掌握了欧洲许多国家的宗教大权，这时医院的护理工作主要由修女承担。她们以良好的道德品质提供护理，护理工作的重点是改善患者的物理环境（如通风、采光等）和一些简单的生活照料。战争中需要随军救护人员，一些信徒组成救护团，女团员负责在医院里护理患者，男团员负责运送伤员，于是开始有男性从事护理工作，护士的人数大量增加。

（三）文艺复兴时期的护理

文艺复兴时期（1400—1600年），西方国家又称之为科学新发现时代。在此期间，人们破除了对疾病的迷信，治疗疾病有了新的依据，建立了许多图书馆、大学、医学院校。从此，近代医学开始走向科学化和专业化，从事护理工作的人员开始接受部分训练，以专门照顾伤病者。由于教会腐败发生的宗教改革使社会结构与妇女的地位发生了变化，护理工作不再由具有仁慈博爱精神的神职人员担任，而是那些为了谋生的妇女，她们既无护理经验，又缺乏爱心及宗教热忱，致使护理质量大大下降，护理从此进入历史上长达200年的黑暗时期。

（四）近代护理学的诞生

19世纪初，随着社会、科学和医学的发展与进步，社会对护理的需求日益增加，护理工作的地位有所提高。1836年，德国牧师弗利德纳（T.Fliedner）在凯撒斯威斯城建立世界上第一个比较正规的护士训练所，招收年满18岁、身体健康、品德优良的妇女参加护理训练。佛罗伦斯·南丁格尔（Florence Nightingale）曾在此接受训练。

19世纪中叶，南丁格尔（1820—1910年）首创了科学的护理专业，对护理的影响非常深远，她使护理学逐步走上了科学化、专业化、正规化，被尊为现代护理的创始人。

1. 南丁格尔生平 南丁格尔（图1-1），英国人，1820年5月12日出生于父母旅行之地——意大利的佛罗伦萨。她出生于英国一名门贵族家庭，受过良好教育，精通英、法、德、意等国家语言，具有较高的文化修养。她从小受到母亲仁慈秉性的影响，少年时代就乐于助人、接济贫困人家。南丁格尔对护理工作有着浓厚的兴趣，长大后经常去看望和照顾附近村庄的穷苦患者和亲友中的病弱者。在从事慈善活动中，她深深体会到社会上十分需要训练有素的护士。1850年，她不顾家庭的阻挠和社会舆论的指责,慕名去了当时最好的护士培训基地——德国的凯撒斯威斯城参加护理训练班的学习,并对英、法、德、意等国的护理工作进行了考察。1853 年,她又去法国学习护理组织工作。回国后,她被任命为英国伦敦妇女医院院长,从此,开始了她的护理生涯。

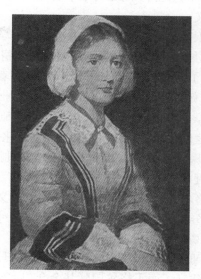

图 1-1 南丁格尔

1854 年 3 月,克里米亚战争爆发,受伤士兵很多,当时的英国战地医院只有一些毫无医学护理知识的老兵在护理伤员,医院通风不良、杂乱无章,大批伤员由于得不到合理的照料而死亡,病死率高达 50%,这引起了英国民众的极大震惊。南丁格尔得知后,立即致函当时的英国陆军大臣,要求自愿率领妇女奔赴前线照料伤员。1854 年 10 月,南丁格尔率 38 名护士克服重重困难,抵达战地医院,着手改善医院环境,消除虫害,以维持清洁;改善伤员膳食,以增加营养;建立阅览室和娱乐室,满足伤员身心两个方面的需求。入夜,她经常手持油灯巡视伤员,安慰那些受重伤和垂危的士兵,因此被誉为“提灯女神”“克里米亚天使”。由于她和 38 名妇女夜以继日的辛勤工作,在短短的半年时间内战地医院的状况得到了迅速改善,英国前线伤员的死亡率降到 2.2%。1856 年战争结束,她的行为及工作效果,不仅震动了全英国,而且改变了人们对护理的看法。为了表彰她的卓越功绩和支持她的工作,公众募款建立了南丁格尔基金。1907 年,英国国王授予南丁格尔最高国民荣誉勋章,她是英国妇女中第一位受此殊荣者。

2. 南丁格尔对护理学的主要贡献

(1)创办了世界上第一所护士学校:克里米亚战场的实践,使南丁格尔更加深信护理是科学的事业,护士必须接受严格的科学训练。1860 年,南丁格尔在英国的圣托马斯医院创办了世界上第一所护士学校——南丁格尔护士训练学校,为护理教育奠定了基础。南丁格尔认为护理是一门科学的职业,她尝试采用新的护理教育体制和方法来培养护士。国际上称这一时期为“南丁格尔时代”。这是护理学发展的一个重要转折点,也是护理专业化的开始。

(2)著书立说,指导护理工作:南丁格尔一生写了大量的笔记、书信、报告和论著，其中最有名的是《医院札记》和《护理札记》。在《医院札记》中，她阐述了对改进医院的建筑和管理方面的意见、构思和建议。《护理札记》说明了护理工作应遵循的指导思想和原理以及对护理的建议，此书曾作为当时护士学校的教科书被广泛应用，被称为护理工作的经典著作。此外，她还写下了有关福利、卫生统计、社会学等方面的著作，迄今仍有指导意义。

（3）为护理走向科学化奠定了基础：她认为护理是科学和艺术的结合。她指出：护理使千差万别的患者都能达到治疗和康复需要的最佳身心状态，这本身就是一项最精细的艺术。她还提出了公共卫生的护理思想，重视患者的身心护理，并发表了自己独特的护理环境学说。她的护理理念确立了护理的专业地位和学科地位，推动护理学成为一门独立的学科，为现代护理学的发展奠定了基础。

（4）创立护理制度：她使护理管理走向制度化、规范化。为提高护理工作效率和工作质量，南丁格尔强调医院必须首先制定相应的规章制度，建立护理管理组织机构，采用系统化的护理管理模式。

（5）其他方面：南丁格尔非常强调护理伦理及人道主义观念，她认为患者没有高低贵贱之分，要求护士不分民族、种族、信仰、贫富，平等对待每一位患者。另外，她还注重护理人员的训练及资历等。

南丁格尔献身护理事业，终身未嫁，1910 年 8 月 13 日逝世，享年 90 岁。为了纪念她，1912 年国际护士会建立了南丁格尔国际基金会，向各国优秀护士颁发奖学金供进修学习之用，并把每年 5 月 12 日——南丁格尔诞辰日，定为国际护士节。1920 年，国际红十字会设立了南丁格尔奖章，这是国际优秀护士的最高荣誉奖，每两年颁发一次。

知识链接

南丁格尔奖章

南丁格尔奖章是红十字国际委员会设立的国际护理界最高荣誉奖。这项以护理界楷模南丁格尔命名的奖项是为表彰献身护理事业和在护理学方面做出卓越贡献的世界各国优秀的护理工作者所设。该奖每两年颁发一次，由国家领导人或该国红十字会会长亲自颁发奖章，并广泛进行宣传，以鼓励广大护理人员。

（五）现代护理学的发展

自南丁格尔首创科学的护理专业以来，护理学科发生了巨大的变化，从护理实践和理论研究来看，现代护理学的发展经历了三个阶段。

1. 以疾病为中心的护理阶段

（1）背景：20 世纪前半叶，由于自然科学的发展，人们逐渐摆脱了宗教和神学的影响，各种科学学说纷纷建立，生物医学模式形成。人们对健康的认识停留在"健康就是没有疾病，有病就是不健康"的阶段，认为疾病是细菌或外伤引起的机体结构改变或功能异常，因此，一切医疗行为都围绕着疾病进行，以消除病灶为根本目标，从而形成了"以疾病为中心"的医学指导思想，在这种模式的指导下，护理也只关心局部病症，忽视了人的整体性。

（2）此阶段护理的特点

1）护士从业前必须经过专门的训练，护理已成为一种专门的职业。

2）护理从属于医疗，护士是医生的助手。

3）护理工作的主要内容是执行医嘱和完成各项护理技术操作。护理教育者和管理者把护理操作技能作为护理工作质量的关键，在长期的护理实践中逐步积累形成了一套较为规范的疾病护理常规和护理技术操作常规，为护理学的进一步发展奠定了基础。

4）尚未形成独立的护理理论体系，护理教育类同于医学教育，护理研究领域局限。

2. 以患者为中心的护理阶段

（1）背景：20世纪中叶，自然科学和社会科学都有了新的发展，促使人们重新认识了人类健康与生理、心理、社会环境的关系。1948年，世界卫生组织（WHO）提出了新的健康观，进一步扩展了护理研究和发展的领域。1955年，美国护理学者莉迪亚·海尔首次提出"护理程序"，为护理实践提供了科学的工作方式。1977年，美国医学家恩格尔提出了"生物—心理—社会医学模式"，形成了"人是一个生物、心理、社会的统一整体"的现代医学观。在现代医学观的指导下，护理工作逐步从以疾病为中心转向以患者为中心。

（2）此阶段护理的特点

1）强调护理是一门专业。

2）护理从属于医疗，护士与医生是合作伙伴关系。

3）护理工作的内容不再是单纯、被动地执行医嘱和完成各项护理技术操作，而是应用护理程序科学地对患者实施身、心、社会的整体护理，主动解决患者的健康问题，满足患者的健康需求。

4）护理学通过吸收相关学科的相关理论，如系统理论、压力与适应理论等，以及自身的实践和研究，建立了如奥瑞姆的自理模式、罗伊的适应模式等，形成了护理学独立、完整的理论框架和知识体系，建立了以患者为中心的护理教育模式。

5）护理工作场所局限在医院，护理的服务对象局限在患者，尚未涉及群体保健和全民健康，护理研究内容仍局限于患者的康复。

3. 以人的健康为中心的护理阶段

（1）背景：20世纪70年代后，随着社会经济的发展和科学技术的进步，疾病谱发生了很大的变化，过去威胁人类健康的传染病得到了有效控制，而与人们生活方式、生活习惯相关的疾病如心脑血管疾病、糖尿病、意外伤害等成为威胁人类健康的主要问题。同时随着社会经济的发展，人们的健康需求也发生了巨大变化，医疗护理服务重点局限在医院患者的现状已很难满足广大人民群众对卫生保健的需求，同时，1978年世界卫生组织（WHO）提出"2000年人人享有卫生保健"的战略目标，使"以人的健康为中心的护理"成为广大护理人员工作的中心和努力的方向。

（2）此阶段护理的特点

1）护理学发展成为现代科学体系中一门综合了自然科学、社会科学知识，应用护理程序独立地为人类健康服务的综合性、应用性学科。

2）护士角色多元化，护士不仅是医生的合作伙伴，还是健康的教育者、管理者、咨询者、照顾者、患者的代言人等。

3）护理对象由个体扩展到群体，护理工作的范畴从对患者的护理扩展到对人的生命全过程的护理。

4）护理工作的场所不仅仅局限于医院，而是从医院扩展到了社区、家庭、工厂、幼儿园、老人院或临终关怀医院等所有有人的地方。

知识链接

世界卫生组织

世界卫生组织（简称"世卫组织"，World Health Organization，WHO）是联合国下属的一个专门机构。1946年7月，联合国经社理事会在纽约举行了一次国际卫生会议，签署了《世界卫生组织法》；1948年4月7日，该法得到26个联合国会员国批准后生效，世界卫生组织宣告成立。中国是世卫组织的创始国之一。

世界卫生组织的宗旨是使全世界人民获得尽可能高水平的健康。其主要职能包括：促进流行病和地方病的防治；提供和改进公共卫生、疾病预防医疗和有关事项的教学与训练；推动确定生物制品的国际标准。

二、中国护理学的形成与发展

（一）中国医学与护理

中国医学在几千年漫长的封建社会中，一直保持着医、药、护不分的状态，但有关护理理论和技术的记载却甚为丰富。如《黄帝内经》中已提到疾病与饮食调节、心理因素、环境和气候改变的关系，并且提出要"扶正祛邪"，即加强自身抵抗力以防御疾病，还提出"圣人不治已病治未病"的预防观点。作为基础护理操作之一的导尿术在晋朝就已有记载。晋朝葛洪在《肘后方》中有筒吹导尿术的记载："小便不通，土瓜根捣汁，入少水解之，筒吹入下部"和"大便不通，上方吹入肛门内，二便不通，前后吹之取通。"其中"筒"是导尿工具。此外，还有很多有关消毒隔离的护理技术的记载。在唐代名医孙思邈所著的《备急千金要方》中提到"凡衣服、巾、栉、枕、镜不宜与人同之"的隔离观点。在明清瘟疫流行之际，胡正心就提出用蒸汽消毒法处理传染病患者的衣物。当时还流行用燃烧艾叶、喷洒雄黄酒消毒空气和环境。

中医学是中国几千年历史文化中的灿烂瑰宝。中医护理是中医学不可分割的组成部分。"三分治，七分养"中的"七分养"就是我们今天所说的护理。中医护理虽然没有成为一门独立的学科，但却有自己的特点、原则和技术，在民间广为运用。

1. 中医护理的基本特点

（1）整体观：以朴素的唯物主义、对立统一的整体观对待人体和疾病，提出人是一个整体，人与自然界密切联系的天人合一的观点。

（2）辨证施护：根据阴阳、五行、四诊、八纲、脏腑辨证的理论和方法对患者的主诉、症状、体征进行综合分析，辨别表里、寒热、虚实的证候，采取不同的护理原则和方法进行有针对性的护理。

2. 中医护理原则

（1）扶正祛邪："正"为人体的防御能力，"邪"为人体的致病因素。治疗和护理的目的是要增强人体防御能力,祛除致病因素,一切护理措施均应根据这一原则。

（2）标本缓急:"标"和"本"是说明病症的主次关系,就病因和症状来说,病因为本,症状为标。一般急则护标,缓则护本。

（3）同病异护,异病同护:指依据"辨证施护"的原则,因病、因人而护。同一种病,因患者年龄、性别、职业、文化程度不同,而用不同方法护理;不同的病,如果阴阳、虚实、表里、寒热辨证相同,又可采取同样的护理方法。

（4）未病先防,既病防变:强调密切观察病情,以预防为主,防止并发症的发生。

3. 中医护理技术 中医护理技术有针灸、推拿、拔火罐、刮痧、气功、太极拳、食疗、煎药和服药等。

（二）中国近代护理的发展

鸦片战争前后,随着各国军队、宗教和西方医学的进入,中国的护理事业渐渐起步。1835 年,英国传教士巴克尔（P. Parker）在广州开设了第一所西医院,这所医院以短训班的形式开始培训护理人员。1887 年,在上海妇孺医院推行"南丁格尔"护理制度并开设护士训练班。

1888 年,美国护士约翰逊女士（E. Johnson）在福州医院创办了我国第一所护士学校。

1909 年,中国护理界的群众性学术团体——中华护士会在江西牯岭成立（1936 年改名为中华护士学会,1964 年改名为中华护理学会）。1920 年,护士会创刊《护士季报》。1920 年,北京协和医学院开办高等护理教育,学制 4～5 年,五年制毕业学生授予理学学士学位。1922 年,中华护士会加入国际护士会,成为国际护士会第 11 个会员国。1931 年,在江西开办了"中央红色护士学校"。1934 年,教育部成立护理教育专门委员会,将护理教育改为高级护士职业教育,招收高中毕业生,护理教育纳入国家正式教育体系。1941 年,在延安成立了"中华护士学会延安分会"。

毛泽东同志于 1941 年和 1942 年两次为护士题词:"尊重护士,爱护护士","护理工作有很大的政治重要性"。

南丁格尔的教育理念与护理观

（三）中国现代护理的发展

1. 护理学历教育多层次

（1）中等护理教育:1950 年,第一届全国卫生工作会议将护理专业教育列为中等教育范畴,由原卫生部制订全国统一教学计划,成立教材编写委员会统一编写教材,同时规定了护士学校的招生条件,高等护理教育停止招生。

（2）高等护理教育:1961 年,北京第二医学院再次开办高等护理教育。1966～1976 年十年期间,全国所有的护士学校均被停办或解散,护理教育基本停滞。1979 年,原卫生部先后下达《关于加强护理工作的意见》和《关于加强护理教育工作的意见》,旨在加强和发展护理工作和护理教育。护校恢复招生后,接着恢复和发展高等护理教育。1980 年,南京医学院率先开办了高级护理专修班。1983 年,教育部、原卫生部联合召开会议,决定在全国高等医学院校中增设护理专业及专修科,恢复高等护理教育,天津医学院首先成立护理系招收护理本科学生。1985 年,全国 11 所高等医学院设立了护理本科教育。

（3）硕士、博士教育:1992 年,北京医科大学开始招收护理学硕士研究生,并逐渐在全国建立了多个硕士学位授权点。2004 年,协和医科大学及第二军医大学分别被批准为护理学博士学位授权点。

2．护理教育多种形式　自 20 世纪 80 年代以来，各医疗单位采取多种手段陆续对护士进行了岗位培训，如邀请国内外护理专家来院讲课，选派护理骨干到国内外医学院校或医院进修学习。1987 年，国家发布了《关于开展大学后继续教育的暂行规定》，之后人事部又颁发相应文件规定了继续教育的要求。1996 年，卫生部继续医学教育委员会正式成立。1997 年，中华护理学会召开继续护理学教育座谈会，制定了护理教育的规章制度及学分授予办法。许多地区开展了各种形式的护理教育，形成了自考教育、函授教育、全日制普通教育、岗位培训教育、继续教育等多形式的护理教育体系。

3．护理实践内容不断扩展　自 1950 年以来，我国临床护理工作一直受传统医学模式的影响，实行以疾病为中心的护理，医护分工明确，护士主要是被动地协助医生诊断和治疗疾病，护理操作常规多围绕完成医疗任务而制定。1980 年以后，由于加强了国内外的学术交流和医学模式的转变，护理人员开始积极探讨以人的健康为中心的整体护理，为患者提供积极、主动的护理服务。随着医学科学技术的发展以及大量先进仪器设备和诊疗手段的应用，器官移植、显微外科、重症监护、介入治疗、基因治疗等专科护理、中西医结合护理、社区护理、家庭护理等迅速发展，护理工作的内容和范围不断扩大。

4．护理管理水平不断提高

（1）护理管理体系逐步完善：为加强对护理工作的领导，1982 年，卫生部医政司设立了护理处，负责统筹全国护理工作，制定有关政策法规。各省、市、自治区卫生厅（局）在医政处下设专职护理管理干部，负责协调管辖范围内护理工作。1986 年卫生部召开了全国首届护理工作会议，对各级医院护理部的设置做了明确而具体的规定，同时规定了护理部的职权范围，使护理质量提高得到保证。300 张以上病床的医院设立护理部，实行护理部主任、科护士长、护士长的三级管理制，300 张以下病床的医院由总护士长负责，实行二级管理制。

（2）护理管理方法逐步科学化：护理管理已逐渐从经验管理走向科学管理，护理管理者除了综合运用行政、经济、法律方法外，还要结合专业特点借鉴全面质量管理、全面经济核算、ABC 时间管理、微机辅助管理等先进的管理方法，使护理管理方法逐步走向科学化。

（3）护理管理手段逐步现代化：随着社会的发展，计算机技术在护理质量监控、人员管理、物品管理等方面得到普遍运用，如 1987 年空军石家庄医院研制了我国第一个护理信息管理系统，标志着我国护理管理手段逐步走向现代化。

（4）护理管理逐步法制化：1979 年卫生部颁发了《卫生技术人员职称及晋升条例（试行）》，明确规定了护理专业人员的技术职称：主任护师、副主任护师（高级），主管护师（中级），护师、护士（初级）。各地根据条例制定了护士晋升考核的具体内容和方法。

1993 年，卫生部颁发了新中国成立以来第一个关于护士执业和注册的部长令及《中华人民共和国护士管理办法》。

1995 年 6 月 25 日举行了全国首次护士执业考试，考试合格者方可取得执业证书，申请注册。1998 年卫生部颁布了《临床护士规范化培训试行办法》。

2008 年 1 月，国务院通过并颁布了《护士条例》，旨在维护护士的合法权益，规范护理行为，促进护理事业发展，保障医疗安全和人体健康，条例于 2008 年 5 月 12 日实施。

这些"办法""条例"的颁布与实施，标志着我国的护理管理工作开始走向法规化轨道。

5. 护理科研水平不断提高　随着高等护理教育的恢复和发展以及护理工作内容和范围的不断扩大，护理人员的专业水平、学术水平以及科研能力不断提高。一些高等护理教育机构或医院设立了护理研究中心，为开展护理研究提供了场所和条件，所进行的研究课题以及研究的成果对指导护理工作起到了积极作用，促进了护理质量的提高，护理人员的形象和地位得到不断提升。1993 年，中华护理学会设立了护理科技进步奖，每两年评选一次。

6. 护理学术交流日益增多　1950 年以后，中华护士学会积极组织国内的学术交流。1954 年，《护理杂志》复刊（1981 年更名为《中华护理杂志》）、《护士进修杂志》、《实用护理杂志》等近 20 种护理期刊相继创刊。

1977 年以来，中华护理学会和各地分会多次召开护理学术交流会，举办各种不同类型的专题学习班、研讨会等。中华护理学会及各地护理学会成立了学术委员会和各护理专科委员会，以促进学术交流，提高临床护理质量。

1980 年以后，随着改革开放的不断深入，国际学术交流日益增多，中华护理学会及各地护理学会多次举办国际学术会议、研讨会等，并与美国、加拿大、日本、新加坡等多个国家开展互访活动及学术交流。

1985 年，卫生部护理中心在北京成立，我国护理学科的发展进一步取得了 WHO 的支持。各医学院校积极参与国际学术交流，选派一批批护理骨干和师资出国深造或短期进修，获得硕士学位或博士学位后回国工作。

第二节　护理专业

随着医学科学技术的日趋交叉渗透，护理学科也呈现综合化发展趋势，护理学是一门技术性的职业，还是一门具有独特理论体系的专业，这一直是国内外医学界及护理界长期争议的问题。

一、护理专业概述

专业是指人类社会科学技术进步、生活生产实践中，用来描述职业生涯某一阶段、某一人群，用来谋生，长时期从事的具体业务作业规范。专业具有系统的知识和特殊功能，同时具有特定的教育制度，执业人员具有评判性和创造性的思考能力，能独立执业、对社会有贡献。

随着科学的发展，人们逐渐将专业与职业区分开来，专业和职业并非同一概念和涉及同一领域，但经常交替使用，职业活动逐渐转化为专业活动的过程中，一门专业逐渐建立其科学的理论体系、正规的教育过程、独特的实践方式及特定的社会地位，并且设有专业实践的标准、专业人员的信念和价值观及对本专业的态度、专业伦理和专业从业守则。

专业界定

1981年凯利（Kelly）将其归纳为：

1.专业拥有专门的知识体系，且通过科学研究可不断扩展。

2.专业服务对人类是重要的，且造福于人类。

3.专业服务的重点是涉及知识和智能活动，专业人员要负的责任。

4.专业人员需在大学内培养或受更高层次的教育。

5.专业人员工作有相当的独立性，可控制自己的政策法规和活动。

6.专业人员愿意为他人服务（利他主义），把工作作为自己的终生事业（是自己生命的一部分）。

7.有职业伦理法典，以指导其成员的抉择和行为。

8.有自己的学术团体，鼓励和支持高标准的工作实践。

护理是否作为一门独立专业，许多社会人士甚至医务工作者也曾提出质疑，护理是一门发展中的专业，虽然在教育准备及专业信奉上区别于其他职业，但是具有自己的专业特征和专业行为。20世纪50年代以前，由于护士仅限做医生的助手，加之护理的特殊性以及形成过程中的历史原因，护理更多地被认为是一门技术性职业或亚专业、辅助专业。20世纪50年代以后，国外护理界在完善护理教育制度、开发护理理论模式、提高护理科研水平、完善专业团体功能等方面做出了诸多努力，护理逐渐由一门技术性的职业发展成为一门专业。

护理专业

用专业的标准来界定护理专业，具体分析如下：

1.以提供满足社会需要的服务为目的　护理专业的从业人员应用自己的专业知识及技能，为服务对象提供各种护理服务，护理的对象是社会、家庭和个人。其目的是保障护理对象的健康及安全，最大限度地满足服务对象的健康需要。

2.有完善的教育体制　经过几代护理人的努力，护理教育已经形成了多渠道、多层次的教育体制。目前我国护理教育已形成了中专、大专、本科、硕士及博士教育体制，并在逐步探索博士后教育。护理教育进入高等学府，护理专业已成为一门逐渐发展壮大的学科，从而提高了它在卫生事业中的地位。

3.有系统完善的理论基础　护理借助外来的知识来发展其专业，已经有属于自己的特有的知识体系，护理学以社会科学、自然科学及医药学作为理论基础，并不断地探讨其独特的理论体系，以指导护理教育、科研及实践。

4.有良好的科研体系　国外护理科研体系正在逐步地实施及完善。我国的护理科研也初具雏形，并随着硕士及博士教育的不断开展而逐渐发展及完善。

5.有专业自主性　护理专业有自己的专业团体，有自己的护理质量标准，并有职业考试及定职考核制度，有自己的专业职称划分制度。

6.有护理伦理及法律方面的要求　国际护士协会建立了护理伦理法典，并通过此法典的建立，促进和完善护理实践的标准。护理伦理守则是护理专业道德最简明的表达。

二、护理专业学术团体

学术团体是以从事科学研究、推动科学技术发展为目的的组织，是以知识的继承与创新为目标而进行合理的管理与协调的具有高度自主性的社会实体。其主要作用为学术交流主导，技术论证、引荐，技术服务，技术开发，沟通信息。

1. 国际护士会（International Council of Nurse，ICN）　于1899年在英国伦敦成立，是世界各国自治的护士协会代表组织的国际护士群众团体，当时参加的代表有美、英、加拿大、新西兰、芬兰、荷兰、丹麦等国的护士，第一任会长为毕业于英国皇家医院护士学校的芬威客（Fenwich）。

国际护士会是国际组织中最早的组织之一，其宗旨为：①推动各国的健康服务，提高护理学术标准。②改革护理教育的设施，扩大护理服务的范围。③通过改善护士的职业、社会及经济条件以提高护士的地位。④与相关的卫生机构及组织合作。⑤强调护士应尽自己公民的职责。⑥发展护士间的国际合作及友谊。

2. 美国护理协会（American Nursing Association，ANA）　于1896年成立，总部设在华盛顿。ANA是美国护士的最高学术组织机构，是非政府组织，是私人企业性质的学术组织，不接受美国政府的经费支持。ANA的职能部门有：护理政策和实践部、政府关系部、护士工作安全部、护理教育部。

ANA的作用：①全国护士工会的作用。②护士的咽喉，是为护理的利益而工作，与美国政府、媒体及患者进行沟通与对话。③维护护士道德标准，并定期修改不断完善。④修订护士专业实践中的各类标准。

3. 中华护理学会（Chinese Nursing Association，CNA）　是中国护士的群众性学术团体，于1909年8月19日在江西牯岭成立，原名中华护士会，1964年更名中华护理学会。倡议人为美籍护士信宝珠，第一届会长是盖仪贞，此后8届会长亦均为外籍护士，1928年第9届理事会由中国护士伍哲英任会长。中华护理学会是中国建立最早的专业学术团体，是全国性自然科学专门学会之一。CNA自成立至今，走过了百余年漫长而不平坦的路程，经历了旧社会初创、坎坷40年及新中国成立后的前30年进步、起伏和近30余年繁荣、发展三个主要阶段。

中华护理学会的宗旨是：①遵守国家宪法、刑法等法律和法规，执行国家发展护理科技事业的方针和政策。②崇尚护理道德，坚持民主办会原则。③提高护理科技工作者的业务水平，促进护理学科的繁荣和发展。④充分发扬学术民主，依法维护护理工作者的合法权益。

美国注册
护士介绍

三、护理专业的发展趋势

1. 护理工作国际化　护理工作国际化主要是指专业目标国际化、职能范围国际化、教育国际化、管理体系国际化、人才流动国际化。将通过学术交流、互访活动、选派人员去国外学习、跨国护理援助和护理合作等形式，实现护理领域与国际的接轨，促进我国护理学科在国际发展趋势下的新发展。

2. 护理工作市场化　随着市场经济的发展，护理工作将推向市场，如护理人员聘用制、结构工资制的推行、钟点护理形成、护士独立开业的增多、家庭护理和社区护理的推广等。"服务第一，健康至上"的宗旨将成为护理专业在市场竞争中的立足点，实现护理工作服务市场化。

3. 护理人员高学历化　我国护理教育目前已形成多层次、多元化的教育体系，以高等护理教育为主流，大专、本科、硕士、博士及博士后的护理教育不断完善，水平不断提高。今后，护理人员的基本学历将从中专为主转向以大专为主，护理学学士、护理学硕士、护理学博士人数将逐步增多。

4. 护理工作专业化　护理工作将以理论为指导，专业性会越来越强，分科会越来越细，对高、新技术的应用会越来越多。国外护理专业化的发展过程经历了工作中的培训、专业证书学习到规范化硕士水平以上教育，逐步从专科护理实践发展为临床高级护理实践。我国护理教育尚处于从医疗专业模式向护理专业模式的转化过程中，继续教育乃是培养专业化护士的主要方式，部分地区和专业开始了专业证书的学习，护理工作逐渐专业化，将是护理实践发展的趋势。

5. 护理工作法制化　随着医疗护理服务法律和法规的健全，人们具有监督护理实践的意识和能力，护理工作将更多地受到法律的保障和监督。国家制定颁布了《护士条例》，并将不断制定和完善相关政策法规，明确各级卫生行政部门、医疗机构在护理工作管理方面的责任，保障护士的合法权益，完善护士执业准入制度，保证护士队伍素质，规范护士执业行为，以保障人们的健康和生命安全。

6. 中国护理特色化　随着中医学研究在全球范围的兴起，中医护理也将引起各国护理界的高度重视。将中医护理的理论融入现代护理理论，将成为我国护理界一个重要的研究方向和课题，而结合阴阳、五行等学说进行辨证施护则是这种崭新的护理理论的主要特点。具有中国特色的护理理论和技术方法，将为全人类的健康做出重要贡献。

（徐红丹）

扫一扫
测一测

? 复习思考题

1. 简述南丁格尔对近代护理的贡献。
2. 简述现代护理三个主要发展阶段的特点。
3. 你为什么要选择护理专业？你是怎么认识和评价护理专业的？

第二章

课件
02章PPT

护理学概述

 学习要点

1. 护理学的性质、范畴、任务和工作方式;
2. 护理学的基本概念及其相互关系;
3. 能运用护理学知识解决护理实践中的问题。

扫一扫
知重点

随着科学技术的发展和医学模式的转变,护理学的内涵和外延都发生了巨大变化。护理学的内容及范畴涉及影响人类健康的生物、心理、社会、文化,及精神等各个方面因素。

第一节 护理学的性质与范畴

一、护理学的概念和性质

护理学(nursing science)是医学科学领域中一门独立的分支学科,是以自然科学和社会科学理论为基础,研究、维护、促进、恢复人类健康的护理理论、知识、技能及其发展规律的综合性应用科学。在人类的漫长发展过程中,随着人类对自身健康认识的飞跃,护理学从被视为单纯的技艺操作到被认定为具有自然科学与社会科学双重属性的综合应用性学科。

目前在世界范围内,对护理学科的性质尚处于争议阶段,虽然大家普遍认为护理学科是应用学科,但是伴随着医学发展而发展的护理学科到底是应用学科还是基础学科尚有诸多的讨论。2011 年 3 月,护理学被列入我国学位办新修订学科目录,获准为一级学科。有学者将护理学科界定为:按照护理知识的不同分类而划分的相对独立的知识体系,以及围绕该知识体系而建立的相应的知识载体,包括护理学科独特的研究对象、研究内容及研究方式等要素。

国际护士会认为护理学是帮助健康的人或患病的人保持或恢复健康,预防疾病或平静地死亡。美国护士会将护理学定义为"护理学通过判断和处理人类对已经存在或潜在的健康问题的反应,并为个人、家庭、社区或人群代言的方式,达到保护、促

13

进及最大程度提高人的健康及能力,预防疾病及损伤,减轻痛苦的目的"。

二、护理学的范畴

1. 理论研究范畴

(1)研究护理学的服务对象:护理学研究的对象随学科的发展而不断变化。从研究局部病灶到整体的患者,从研究患者到健康的人,从研究个体的人到群体的人。

(2)研究社会发展与护理学的关系:纵观护理学的发展史,社会对护理学的发展起着巨大的促进和推动作用。随着社会的发展,护理的服务对象、服务范围以及目标均发生了巨大变化,如由于社会、医学科学的发展,老年人口增多、慢性病患者增加,社区护理迅速发展,护理学从一门从属学科成为医学科学领域独立的学科。计算机的应用,使护理工作的效率得到提高、护理管理自动化、护理专业网络化。

(3)研究护理学专业知识体系与理论架构:自20世纪60年代后,护理界开始致力于发展护理理论与概念模式,如1961年奥兰多(Orlando IJ)提出了科学的护理工作方法——护理程序、奥瑞姆提出了自护模式、纽曼提出了健康系统模式、罗伊提出了适应模式等。这些理论用于指导临床护理实践,对提高护理质量、改善护理服务起到了积极作用。

(4)研究护理学的交叉学科和分支学科:自从护理学成为一门独立的学科后,随着现代科学的高度分化和广泛综合,护理学与自然科学、社会科学、人文科学等多学科进一步渗透和分化,形成了许多新的边缘性交叉学科和分支学科。护理交叉学科如护理社会学、护理心理学、护理伦理学等。护理分支学科如口腔护理学、外科护理学等。随着社会和科学的发展与进步,护理学科必将进一步分化和发展,产生更多的交叉学科和分支学科,从而在更大范围内促进护理学科的发展。

2. 护理学的实践范畴

(1)临床护理:临床护理服务的对象是患者,其内容包括基础护理和专科护理。基础护理是以护理学的基本理论、基本知识和基本技能为基础,根据患者生理、心理特点和治疗康复的要求,满足患者的基本需要,如饮食护理、排泄护理、清洁卫生护理等及铺床、输液等基本技能操作。专科护理是结合各专科患者的特点及诊疗要求,以护理学及相关学科的理论为基础,为内、外、妇、儿、各专科患者、康复患者提供护理服务及专科护理技能操作。

(2)社区护理:随着社会经济的发展,人民生活水平的提高,人们对卫生服务的需求已不仅限于疾病的治疗,疾病预防和保健更多地受到人们的关注,社区护理应运而生。在护理学、社会学、公共卫生学、预防医学、康复医学等相关学科理论基础上产生了社区护理学。主要研究社区护理的基础理论与方法、社区健康评估及护理干预、社区康复护理、慢性病患者的家庭护理等。

(3)护理教育:南丁格尔创办了世界上第一所护士学校,标志着护理从此走向科学化、专业化。为了更好地培养护理人才,以适应人们日益增长的健康需求和医学科学发展的需要,护理教育以护理学和教育学理论为基础,采取多种途径、多种形式、多种层次的教育方式。护理教育分为基本护理教育、毕业后护理教育和继续护理教育三大类。

(4)护理研究:护理学的发展与医学科学及其他相关学科的发展存在较大差距,

在很大程度上是由于护理科研工作开展不够。护理学只有加快护理科研的步伐，通过大量的科学研究促进护理学的发展，适应社会发展的要求，才能更好地为人类的健康服务，提升护理学科的地位、价值和水平。

（5）护理管理：科学的护理管理是从南丁格尔时期开始的，她提出医院管理要采用系统化方式、创立护理行政制度、注重护士训练等。随着先进的管理思想和管理方法的渗透和引入，我国的护理管理逐渐由经验管理走向科学管理。促进了护理工作效率和质量的提高，推动了护理学和医学科学的发展。

三、护理学的知识体系

（一）西方护理学知识体系

西方护理界对护理学的知识体系组成进行了许多有益的探讨，被大家普遍推崇的是，护理的对象是人，护理学的概念及知识应该包括5个方面：

1. 伦理学知识 对护理学的职业道德及伦理的规律性知识的学习。通过在护理过程中对有关的职业道德伦理方面问题的澄清、价值观念的建立、代言性的护理活动等方法来获取护理伦理方面的知识。

2. 科学知识 通过科学实验的方法所获取的护理学知识。护理是有关人类健康的科学，科学知识包括对资料的收集、评判性的分析、在科学的基础上描述、解释及预测涉及人的健康与疾病有关的客观事物。

3. 社会政治文化知识 指护理大环境及氛围方面的知识，包括社会政治、经济、文化、科学对护理的影响，以及受此影响护士角色的变化及扩展。一般指以社会评判科学为哲学基础，通过对社会政治文化对护理影响的研究所获得的护理学知识。

4. 美学知识 护理艺术、技能或护理行为方面的知识，护士对美学的追求与实践能力直接影响护理人员与服务对象的沟通和服务质量。护理美学知识的获取主要依靠护士的感官、行为、态度等方面的实践。

5. 个人知识 通过个人的直感而获得关于服务对象的知识。个人知识可以通过自我开放、对人的深入思考、对护理现象的分析等方面来获取。从研究角度看，个人知识常采用定性研究的方法获取。

（二）我国对护理学知识体系的认识

我国护理教育模式长期受到医学教育模式的影响，中国护理界一直应用三段式的护理教育模式，虽然目前有很多院校对护理知识的组成进行了一些研究，但普遍认为护理学的知识应该包括以下两个方面：

1. 基础知识

（1）自然科学知识：如生物学、化学等。

（2）医学基础知识：如解剖学、生理学、微生物学、药理学、生物化学等。

（3）人文及社会科学知识：如美学、心理学、伦理学等。

（4）其他方面：如计算机应用等。

2. 护理专业知识

（1）护理学的基础理论：如护理学导论、护理学基础、护理理论等。

（2）临床专科护理知识：包括各专科护理的理论及技术，如内科护理学、外科护理学、妇产科护理学、儿科护理学等。

（3）预防保健及公共卫生方面的知识：如社区护理、公共卫生护理、职业护理等。

（4）其他方面：如健康教育学、护理研究等。

随着护理事业的不断发展，护理学的知识体系也会随着科学技术、医学模式、健康理念及护理科研的发展而不断地调整、丰富、发展及完善。

第二节　护理学的任务与工作方式

一、护理学的任务

随着社会的发展和人类生活水平的提高，护理学的任务已发生了深刻的变化。1965 年 6 月修订的《护士伦理国际法》中规定：护士的权利与义务是保护生命，减轻痛苦，促进健康；护士的唯一任务是帮助患者恢复健康，帮助健康人提高健康水平。会议明确规定了护理学的任务。1978 年 WHO 也指出"护士作为护理的专业工作者，其唯一的任务就是帮助患者恢复健康，帮助健康人促进健康。"护理学的最终目标是保护全人类的健康，提高整个人类健康水平。

1. 促进健康　促进健康就是帮助个体、家庭和社区发展维持和增强自身健康和安适的资源。这类护理实践活动包括教育人们对自己的健康负责、形成健康的生活方式、解释改善营养和加强锻炼的意义、鼓励戒烟、预防物质成瘾、预防意外伤害和提供信息以帮助人们利用健康资源等。

2. 预防疾病　预防疾病的目标是通过预防疾病达到最佳的健康状态。预防疾病的护理实践活动包括：开展妇幼保健的健康教育，增强免疫力，预防各种传染病，提供疾病自我监测的技术，评估机构、临床和社区的保健设施等。

3. 恢复健康　恢复健康的护理实践活动是护理人员的传统职责，帮助的是患病的人，并从疾病的早期一直延伸到康复期。这类护理实践活动包括：为患者提供直接护理，如执行药物治疗、生活护理等；进行护理评估，如测血压、留取标本做各类实验室检查等；和其他卫生保健专业人员共同研讨患者的问题；教育患者如何进行康复活动；帮助疾病康复期的患者达到最佳功能水平。

4. 减轻痛苦　这方面的护理实践活动涉及对各种疾病患者、各年龄段临终者的安慰和照护，包括帮助患者尽可能舒适地带病生活，提供支持以帮助人们应对功能减退、丧失，直到安宁的死亡。护理人员可以在医院、患者家中和其他卫生保健机构，如临终关怀中心开展这些护理实践活动。

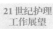

21 世纪护理
工作展望

二、护理工作方式

护理工作方式是指护理人员在对服务对象进行护理时所采用的分工方式。目前临床上常用的护理分工方式主要有以下几种。

（一）个案护理

个案护理（case nursing）又称专人护理或特别护理，由一名护理人员负责一位患者所需的全部护理工作，实施个体化护理。这种方式主要用于病情严重、病情变化较快、护理服务需要量较大、需要 24 小时监护的患者，如重症监护治疗病房（ICU）、冠心病监护治疗病房（CCU）等护理单元的患者及多器官功能障碍、器官移植、大手术后或危重抢救的患者等。

1. 优点

（1）护士责任明确，可对患者实施全面周到的护理，满足其各种需要。

（2）可体现护士个人的才能，满足其成就感。

2. 缺点

（1）耗费人力。

（2）护士只能做到在班负责，无法做到连续性的护理。

（二）功能制护理

功能制护理（functional nursing）是以完成各项医嘱和常规的基础护理为主要工作内容，按照护理工作的内容来分配护理人员，一般1～2名护理人员负责其中一项特定的工作。如治疗班护士主管病房的治疗任务，护理班护士承担病房患者的各种生活护理，各班护士相互配合完成患者所需的全部护理任务。

1. 优点　这是一种流水作业的分工方式，护士分工明确，易于组织管理，工作效率高，节省人力。

2. 缺点

（1）工作机械，长期反复机械地操作，容易倦怠，使工作满意度下降。

（2）较少考虑患者的心理社会需求，护士较难掌握患者的全面情况，忽视了人的整体性。

（三）小组制护理

小组制护理（team nursing）是指护士分为若干小组，每组分管10～15位患者，小组成员由不同级别的护理人员组成，由一位管理能力和业务能力较强的护士任组长。小组成员在小组长的指导下各司其职又相互合作，共同按照护理计划对本组患者实施整体护理。

1. 优点

（1）能发挥各级护理人员的优势和作用，较好了解患者的需要，弥补了功能制护理的不足。

（2）小组成员间协调合作、相互沟通，利于形成良好的工作气氛。

2. 缺点

（1）护士的个人责任感相对减弱。

（2）小组成员之间需要花费较多时间去交流，可能因沟通不良影响护理工作。

（3）小组的护理工作质量受到小组长的能力、水平和经验等的影响较大。

（四）责任制护理

责任制护理（primary nursing）是由责任护士和辅助护士运用护理程序的工作方法对患者从入院到出院进行全面、系统和连续的护理，是从以疾病为中心转向以患者为中心的一种护理模式。患者从入院到出院由责任护士实行8小时在岗，24小时负责。责任护士按照护理程序的方法评估患者情况、制订护理计划、实施护理措施以及评价护理效果。

1. 优点　护士的责任明确，责任感强，能较全面地了解患者情况，易培养"我的患者""我的护士"观念，责任护士成就感较强。

2．缺点

（1）对患者 24 小时负责难以实现，不能真正做到连续性的整体护理。

（2）需要责任护士的水平较高，因而给责任护士带来一定的压力，同时，护理工作质量受到责任护士的能力、水平和经验等的影响较大。

（3）责任护士间不了解各自患者的情况，工作繁忙时难以沟通和互相帮助。

（4）文字记录任务较多，所需人力、物力多，费用高。20 世纪 80 年代初我国推行责任制护理，但因人力不足等原因未能持续全面地开展。

（五）综合护理

综合护理（comprehensive nursing）是一种通过有效地利用人力资源，恰当选择并综合应用上述工作方式，为服务对象提供低成本、高质量、高效率的护理服务方式。临床上常用的综合护理有将小组制护理与功能制护理相结合，责任制护理与小组制护理相结合，或将小组制护理、功能制护理和责任制护理三者相结合。此方式综合了以上各护理工作方式的优点，克服了它们的缺点，是实施整体护理最佳的一种工作方式。

优点

（1）有利于对患者实施全面、系统、连续的整体护理。

（2）工作效率高，注重成本效益。

（3）使具有不同经验、能力、学历层次的护士在工作中得到合理的使用，为护士的个人发展提供了空间。

（4）每位护士责任感、成就感增强。

第三节　护理学的基本概念与整体护理

一、护理学的基本概念

任何一门学科都是建立在一定理论的基础之上，理论则由相关的概念来表达。随着医学模式向生物—心理—社会医学模式的转变，在对护理学认识逐步深化的基础上形成了护理学的基本概念——人、健康、环境和护理。对这四个概念的理解和认识直接影响到护理学的研究领域、护理工作的范围和内容。

（一）人

护理的服务对象是人，既包括个人、家庭、社区和社会四个层面，也包括从婴儿到老年人的整个全人类。人是护理理论和实践的核心和基础，人自然成为护理专业中最受关注的因素。人的概念具有以下几个特点。

1．人是一个统一的整体　人不仅是一个由各种器官、系统组成的受自然和生物学规律支配的生物有机体，更是一个有意识、有思维、有情感、有复杂的心理活动、有创造性的社会人。因此，人具有生物和社会的双重属性，是由生理、心理、社会、精神、文化等要素组成的统一整体。构成人统一整体的各个要素之间相互作用、相互影响，其中任何一个要素的功能变化均可在一定程度上引起其他要素功能的变化，从而对整体造成影响，而整体各个要素功能的正常运转，又能有力地促进人体整体功能的最大限度发挥，使人获得最佳的健康状态。

2. 人是一个开放系统　人体内部各个系统之间不断进行着物质、能量和信息的交换，同时作为整体的人，还不断地与周围的环境（包括自然环境和社会环境）进行着物质、能量和信息的交换，如环境污染造成人类呼吸系统疾病增加，生活压力使人的心理健康受到影响，同时人类的一些活动既可破坏生态平衡，导致环境污染，也可保护野生动物、治理荒漠、控制环境污染，促进生态平衡。所以，人是一个无时无刻不在与周围环境发生着关系的开放系统。人的基本目标是保持机体的平衡，这种平衡包括机体内部各个系统之间以及机体与环境之间的平衡，护理的主要功能是帮助个体调整其内环境，去适应外环境的不断变化，以获得并维持身心平衡，这样才能使人的整体功能更好地发挥和运转。

3. 人有基本需要　人的基本需要是指人为了维持身心平衡及求得生存、成长与发展，在生理上与精神上最低限度的需要。人从出生到衰老死亡要经历许多发展阶段，不同年龄段的人有不同的生长发育特点，就有不同的基本需要。另外，作为个体的人，不管是从生物性人的角度，在生理方面的基本需要如饮食、休息、活动、睡眠等；还是从社会性人的角度，在心理社会方面的需要如社会交往、情感表达、尊重、自我价值的实现等，人与人之间差异较大。人为了生存、成长与发展，其基本需要必须被满足，若基本需要得不到满足，就会出现机体的失衡进而导致疾病，因此，护理的任务就是帮助服务对象满足其基本需要。

4. 人有权利和责任拥有适当的健康状态　患病是不以人的意志为转移的事情，并且患者对生病状态是无能为力的，所以人有权利获得帮助，拥有健康。人们拥有健康是社会所期望的，是一个社会、国家存在、发展、兴旺发达的前提条件，社会要求每一个患者都要主动恢复健康并承担应尽的责任。人同时又有自我决定通过不同方式维护健康的权利，因此，护理人员应充分调动人的主观能动性，承担起拥有适当健康的责任。

知识链接

人的自我概念

自我概念（self concept）是指一个人对自己的看法，即个人对自己的认同感。北美护理诊断协会（NANDA）认为，自我概念由四部分组成，包括：①身体心象（body image），指个人对自己身体的感觉和看法。②角色表现（role performance），是对于一个人在特定社会系统中一个特定位置的行为要求和行为期待。③自我特征（personal identity），是个人对有关其个体性与独特性的认识。④自尊（self esteem），是指个人对自我的评价，它也属于自我概念的范畴。

（二）健康

健康是一个复杂、多维、综合性且不断变化的概念，其意义相当广泛，并涵盖不同的层面（详见第五章）。拥有适当的健康状态既是人类的责任，又是人类的基本要求和权利。预防疾病、促进健康是护理人员的天职，对健康和疾病的认识直接影响到护理人员的护理行为。

健康是个体生理、心理、精神、社会、道德等方面的完好状态，个体的健康应包括身心、道德诸方面，同时也包括人和环境的和谐与平衡。健康和疾病是一个连续的过程，任何人任何时候的健康状况都可在这连续过程的某一点上找到一个位置，且时时刻刻都在动态变化之中，人的任何一方面功能出现异常均会影响整体的健康状态甚至死亡，人若成功地保持了内外环境的和谐稳定，其健康便趋于完好状态。护理人员有责任促进人类健康向完好状态发展。

（三）环境

人的一切活动都离不开环境，环境与人相互作用，与人类的健康息息相关。

1．环境的定义　环境是人类进行生产和生活活动的场所，是人类赖以生存的物质基础。所有有生命的系统都有一个内环境和围绕在其周围的外环境。

内环境指人体细胞所处的环境，包括人的生理和心理两个方面。生理方面主要指人体的各个系统，如呼吸系统、消化系统等。心理方面则是指由于个体的先天遗传和后天成长环境相互作用形成的心理状态。

外环境是指人体所处的环境，包括自然环境和社会环境。自然环境是指人类周围由阳光、空气、水、土壤及其他生物等因素组成的客观物质条件。社会环境是指人类在生活、生产和社会交往活动中形成的由政治、经济、文化、卫生服务以及生活方式等因素构成的各种关系和条件。

环境是一个整体，它们之间相互制约、相互影响。

2．环境与人相互依存、相互作用　环境与人息息相关、相互依存、相互作用，任何人都无法脱离环境而生存。随着现代社会高科技的发明和利用，人类对环境的开发、利用和控制能力大大提高。与此同时，资源的过度开发、生态失衡、空气与水污染、噪声污染、化学制剂的滥用等对人的健康造成了损害。在人类所患疾病当中，不少与环境中的致病因素有关。保护和改善环境是人类为生存和健康而奋斗的主要目标，早在 19 世纪南丁格尔就提出了护理与环境的关系是密不可分的。因此，护理人员应掌握有关环境与健康的知识，为服务对象创造良好的休养环境以恢复和增进健康，并广泛宣传，做好环境保护的卫士。

（四）护理

护理的概念是随着护理专业的形成、发展而不断变化、发展的。南丁格尔认为"护理是科学和艺术的结合"。她在 1859 年《护理札记》中写道："护理应从最小限度地消耗患者的生命力出发，使周围的环境保持舒适、安静、美观、整洁、空气新鲜、阳光充足、温度适宜，此外还要合理地调配饮食。"南丁格尔还指出：护理使千差万别的患者都能达到治疗和康复需要的最佳身心状态，这本身就是一项最精细的艺术。

著名护理理论家韩德森 1966 年在《护理的本质》中指出："护士的独特功能是协助患病的或健康的人，实施有利于健康、健康的恢复或安详死亡等的活动。这些活动，在个人拥有体力、医院与知识时，是可以独立完成的，护理也就是协助个人尽早不必依靠他人来执行这些活动。"

美国护士协会（ANA）在 1980 年提出："护理是诊断和处理人类对现存的和潜在的健康问题的反应。"

护理是在生物医学、药理学、心理学、伦理学等自然科学知识和社会科学知识指导下进行的活动，护理工作必须遵循这些学科理论知识的指导，遵循科学规律。同时，由于护理服务对象的千差万别，其健康问题、需要等各不相同，所以，要求护士灵活地应用科学知识，因人而异地分析和解决患者问题，满足其需要。

上述护理概念各有不同的表达方式及侧重点，但从中可见一些共同见解：

1. 护理是助人的活动　护理是助人的活动，其目的在于恢复、维持和促进人们的健康。

2. 照顾是护理的核心和永恒的主题　纵观护理发展史，无论是在什么年代，也无论以什么样的方式提供护理，照顾（患者或服务对象）始终是护理人员工作的重心与职责。

3. 护理必须应用科学的方法——护理程序　护理活动是一个过程，这个过程由评估、诊断、计划、实施和评价这一系列有序的步骤组成，通过该步骤，科学地解决患者的健康问题。护理工作者将这些步骤固定为护理工作的过程或程序即护理程序。

4. 人道主义是护理的灵魂　护士是人道主义忠实的执行者。在护理工作中提倡人道，要求护理人员视每一位服务对象为具有人性特征的个体，具有各种需求的人，从而尊重个体、注重人性。

人、环境、健康和护理四个基本概念之间是相互关联、相互作用的。四个概念的核心是人，人是护理的服务对象，护理实践是以人的健康为中心的活动，护理对象存在于环境之中并与环境互为影响，健康即为机体处于内外环境平衡，多层次需要得到满足的状态。护理的任务是创造良好的环境并帮助护理对象适应环境，从而达到最佳健康状态。

二、整体护理

（一）整体护理的概念

整体护理也称为"全人护理"或"以人为中心的护理"。整体护理要求护理人员将服务对象视为一个功能整体，在进行护理服务的过程中，应向服务对象提供全面的帮助与照顾，主要包括生理、心理、社会、精神、文化等方面。整体护理是一种思想，其宗旨是以服务对象为中心，根据服务对象的需求和自身特点，为其提供生理、心理、社会等全面的帮助和照护。整体护理的实施，标志着护理人员的护理观已从简单的疾病护理提升到了以服务对象的健康为中心的全面、整体的护理阶段。

综上所述，整体护理是一种以服务对象为中心，将其视为生物、心理、社会多因素构成的开放性有机整体，根据其需求和特点，为其提供生理、心理、社会等全面的帮助和照护，以解决服务对象现存的或潜在的健康问题，达到恢复和增进健康为目标的护理观和护理实践活动。

（二）整体护理的特征

1. 以现代护理观为指导　现代护理观认为护理是以人的健康为中心，关注的不只是服务对象的躯体疾病，更关注了服务对象生理、心理、社会、精神等多方面的表现；护理的服务对象不只是患者，还包括健康人；护理工作的范畴也不仅仅局限于医院，还扩大到社区和家庭中。

2. 以护理程序为核心　整体护理以护理程序为基本思维方法和工作模式，通过灵活应用护理评估、护理诊断、护理计划、护理实施、护理评价 5 个步骤，为服务对象提供护理服务，以达到最佳的护理效果。

3. 以护理人员为主动的决策者　护理人员的职能随着工作范畴的不断扩大，工作的性质、内容、形式等方面均发生了一定的变化，护理人员不再是机械地被动地执行医嘱，而是需要从服务对象的生理、心理、社会等各方面因素进行考虑，确定护理问题，制订科学、合理、切实可行的护理计划，认真按照护理计划实施落实，及时地进行评价反馈，不断修订、完善护理计划，最终达到恢复或促进服务对象健康的目的。这一系列工作均是护理人员主动、独立决策的体现。

4．重视护患合作　整体护理比传统的护理模式更加注重护理人员与患者及家属之间的交流、合作。提倡由护理人员提供健康教育，充分调动患者家属的自护潜能，使他们有更多的机会和更好的能力参与自身的护理。

（三）整体护理的思想内涵

用整体护理的观念解析护理学的4个核心概念：人、健康、护理、环境的丰富内涵。

1．整体护理中的人　人是护理的服务对象，人是由生理、心理、社会、精神、文化等多方面因素所组成的整体。服务对象不仅指服务对象个人，还包括家庭、社区乃至全社会。护理的最终目标是提高全人类的健康水平。对人的护理应该贯穿于人的成长与发展全过程，即人的一生，从胚胎到死亡都需要护理，主要包括围生期护理、新生儿护理、儿童护理、成人护理、老年护理及临终关怀等。

2．整体护理中的健康　人的健康与疾病是相对的、连续的、动态变化的，应将护理服务贯穿于健康与疾病的全过程。

3．整体护理中的护理　在整体护理观念中将护理工作视为一个整体，从护理教育、护理科研、护理管理、护理质量评价等方面全面考虑护理工作问题，并通过科学的护理决策进行调整，使其保持平衡状态。

4．整体护理中的环境　将服务对象和护理人员所处的环境视为一个整体，从政治、经济、社会、法律、科学、文化等方面加以考虑。注重服务对象和护理人员与环境之间的相互作用和影响，并通过科学的护理决策方法进行调整，使其保持平衡状态。

（徐红丹）

复习思考题

1．浅谈人、环境、健康、护理相互之间的关系。

2．护理工作的任务是什么？

3．护理的工作方式有哪些？在临床工作中应如何运用？

扫一扫
测一测

第三章

护士素质与行为规范

课件
03章PPT

学习要点

1. 素质、行为规范的概念；
2. 现代护士应具备的职业素质和护士行为规范；
3. 具有规范的言行举止和端庄大方的仪表姿态。

扫一扫
知重点

护理学科要发展，关键在于护理人才，而人才的培养，重在素质。护理工作中，护士素质和行为规范与医疗护理质量有着密切的关系。护士素质决定着护士对待护理工作的根本态度，直接影响护理工作的质量和效果。护士要适应整体护理，要体现护理服务的艺术与科学，保证高质量的护理，必须具有较高的素质。

第一节　护 士 素 质

一、素质的概念

素质是心理学的专门术语，是指一个人较稳定的心理特征。它是人在先天基础上，受后天环境和教育的影响，通过个体自身的认识和社会实践，形成的比较稳定的基本品质。素质包括先天和后天两方面。先天的自然性的一面，是指人的机体与生俱来的某些特点和原有基础，即先天形成的形态结构、感觉器官和神经系统等，特别是大脑结构和功能上的一系列特点；而后天的社会性的一面，是指通过不断地培养、教育、实践锻炼、自我修养而获得的一系列知识技能、行为习惯、文化涵养与品质特点的综合。

护士素质是指在一般素质基础上，结合护理专业特性，对护士提出的特殊的素质要求。它不仅体现在仪表、风度、言谈举止等外在形象上，更体现在护士的道德品质、业务能力等内在素养上。南丁格尔曾经说过"人是各种各样的，由于社会、职业、地位、民族、信仰、生活习惯与文化程度的不同，所患的疾病与病情也有差异，要使千差万别的人都能达到治疗康复所需要的最佳状态，这本身就是一项最精细的艺术。"所以，护士应培养自身特殊的职业素质，既能顺应社会和护理工作的需要，又能充分实现个人的人生价值。

二、现代护士应具备的职业素质

现代护士应具备的职业素质包括思想道德素质、科学文化素质、专业技能素质和身体心理素质。具备良好的素质是护士从事护理工作的基本条件。

（一）思想道德素质

护士的思想道德素质是基础，没有正确的道德观，就不可能有正确的事业观。思想道德素质包括政治态度、思想品德、道德情操三方面。

1. 政治态度　热爱祖国，热爱人民，热爱护理事业，有民族自尊心和正义感；勇于创新进取，具有为人类健康服务的奉献精神，能够面对现实，展望未来，追求崇高的理想；在护理活动中努力提高自身的素质，为促进护理学科的发展，提高护理质量做贡献。

2. 思想品德　护士应具有高尚的道德品质，有较高的慎独修养，追求人类的健康幸福；护士要实现自己的人生理想，必须以积极的人生态度，崇尚真、善、美，摒弃假、恶、丑，正确认识护理工作的价值和意义，热爱护理专业，有为人类健康服务的奉献精神；护士应有吃苦耐劳的精神和严肃认真的态度，能克服个人困难，必要时放弃个人利益。

知识链接

慎独

慎独是指人们在无人监督的情况下，凭着高度的自觉，按照一定的道德规范行动，而不做任何有违背道德信念、做人原则的事。由于护理工作的特殊性，要求护士在无人监督的情况下，强化自律意识，恪守工作规范。

3. 道德情操　护理工作维系着人们的生命健康与千家万户的幸福。因此，现代护士理想的人格情操应是：①自尊、自强、自制和自爱；②刻苦钻研业务，勤奋学习；③有高度的社会责任感和爱护生命的纯朴情怀；④自知、自爱、正视自己在能力、品质和行为方面的优缺点，力求不断完善自我。护士应敬业、乐业，忠于职守，救死扶伤，廉洁奉公，实行社会主义人道主义。

（二）科学文化素质

1. 基础文化知识　为适应社会和护理学科发展的需要，要求护士具有一定的文化素养和外语应用能力，以便更好地适应护理学科的发展，更快地接受新理论、新技术，为终身学习奠定良好的基础。

2. 人文科学及社会科学知识　医学模式与护理模式的转变，已将护理学科的定位，从纯医学范畴转变到自然科学与社会科学相互结合的领域。护理学无论是在学科理论的完善与提高方面，还是在工作内容与范围的转变与扩大方面，都需要人文科学与社会科学知识，如哲学、伦理学、心理学、美学、政治经济学、社会学、统计学等的充实和支撑。

（三）专业素质

1. 整体护理观念　护理的服务对象是具有自然属性和社会属性的人，人的生命质量的提高与健康密切相关，人的健康受多方面因素影响，比如生物因素、心理因素和社会因素等。这就要求护士在护理工作中应树立整体护理的观念，以现代护理观为指导，以人的健康为中心，根据人的生理、心理、社会等多方面的需要，提供适合个人的最佳护理。

2．专业知识　构建科学的知识体系对护士来说是十分重要的。现代护理工作者，除应具备扎实的基础文化知识及人文社会科学知识外，还应掌握坚实的医学基础知识、临床医学知识、护理专业知识和护理实践技能，只有这样才能为患者提供良好的身心健康服务。

3．综合能力

（1）规范的操作技能：护理技术操作是临床护理工作中重要的组成部分，护理操作通常是直接或间接作用于人体，因而各种操作必须做到规范、熟练。

（2）敏锐的观察能力：在护理实践中，患者病情及心理状态是复杂多变的，有时患者身体或心理的微小变化，却是某些严重疾病的先兆。护士只有具备了敏锐的观察能力，才能尽早发现这些变化，做到防患于未然。

（3）较强的综合分析问题与评判性思维能力：护理学是一门应用性很强的科学，在护理实践中注重应用护理程序的工作方法，解决护理对象现存或潜在的健康问题，这就要求护士依据自身专业知识，根据护理对象的具体情况分析问题，以创造性地解决护理对象的健康问题。

（4）机智灵活的应变能力：护理的服务对象是人，而人的心理活动与个性特征是千差万别的，同样的护理方法、同样的护理语言与态度，可能对一个患者有效，对另一个患者就不起作用。因此，护理工作中护士应做到灵活机智，言行要有针对性，以最大限度地满足患者的需要。

（5）获取新知识的意识和科研创新能力：为适应现代医学模式的转变，护士应具有终身学习的意识，要不断关注学科新的发展和变化，及时补充自己知识体系中的不足，善于发现工作中的问题并设法解决这些问题，使自己能跟上学科发展的步伐，同时也有所创新。

（6）人际交流的能力：有效的人际交流是建立良好护患关系的基础。护士应掌握人际交流的知识，运用人际交流的技巧，与患者建立良好的护患关系，满足患者恢复、维持健康的需求。

（7）协调、管理的能力：护理工作涉及面广，繁杂多样，服务性强，护士必须树立整体观念，发扬团结协作的精神，学会周密计划，疏通协调的工作方法。护士之间、医护之间应互相尊重支持，主动配合，保证工作质量，提高工作效率。

（四）身体、心理素质

健康的身体和心理是护士工作的前提。

1．身体素质　护士应具有健康的体魄，文雅大方的仪表，端庄稳重的举止，整洁美观的着装，精力充沛，朝气蓬勃。

2．心理素质　护士应有健康的心理，乐观、开朗的性格，稳定的情绪，宽容、豁达的胸怀，具有高度的同情心和感知力，较强的适应能力，良好的忍耐力和自控力。

护理工作是高尚而平凡的。素质的形成是一个长期培养的过程，每位护士应刻苦学习，不断培养、提高和完善自己，端正从业动机，把事业需要和社会需要放在首位,使自己所从事的工作具有稳定性、专一性和持久性,努力使自己成为一名高素质的护士。

第二节　护士行为规范

护士作为医疗卫生服务领域的重要群体,其行为规范不同于一般的社交行为规范,有其职业的特殊性。护士美的仪容、美的行为、美的语言、美的人性,能使患者对护理服务产生安全感、信赖感和温暖感。因此,护士良好的职业形象对患者的身心健康有着积极的影响,对专业的生存与发展也有着至关重要的作用。

一、行为规范的概念

规范就是规则和标准。没有规矩不成方圆,没有规范就没有秩序。行为规范是社会群体或个人在参与社会活动中所遵循的规则、准则的总称,是社会认可和人们普遍接受的具有一般约束力的行为标准,包括行为规则、道德规范、行政规章、法律规定、团体章程等。职业行为规范是建立在组织文化基础之上的,对全体成员都具有引导、规范和约束的作用。引导和规范全体成员可以做什么、不可以做什么、应该怎样做,是社会和谐重要的组成部分,是社会价值观的具体体现和延伸。

二、护士行为规范的内容

(一)护士的语言规范

语言是人与人之间进行感情和信息交流的工具,它能迅速地、清楚地将信息传递给对方。语言受文化背景、教育水平、逻辑思维和情绪等多种因素影响,它是个人的知识、阅历、才智、教养和应变能力的综合体现。在护理实践中,语言交流广泛存在于护患之间、医护之间、护护之间等。其中护患的有效沟通主要是建立在护士对患者真诚相助的态度和彼此理解的语言上。护士应估计患者受教育的程度及理解能力,选择合适的语言表达方式。

1. 护理用语的基本要求　护士在护理工作中应针对不同的对象、场合和时间使用不同的语言,把握语气、音调和感情色彩,表现出良好的自身职业素养。护理用语的基本要求如下:

(1)语言的规范性:护士的语言应语气温和、语词清晰、措辞准确、音量适中、快慢适宜、内容严谨、意思明确、思想高尚、符合伦理道德原则,以普通话为主,适当辅以地方话或方言,尽量避免使用患者难以理解的医学术语。

(2)语言的礼貌性:文明礼貌的语言是滋润人际关系的雨露,是沟通的桥梁,是一个人良好素质的具体体现。患者和护士在人格上是平等的,护士说话文明礼貌,态度亲切热情,能体现出对患者的尊重和理解,患者会感到温暖与安慰,同时也能赢得患者对护士的尊重。相反,护士如果态度冷淡,甚至恶语伤人,会损伤患者的自尊心,损害患者的利益,影响护患关系的建立。

(3)语言的情感性:情感是护士与患者的纽带。俗话说"良言一句三冬暖,恶语伤人六月寒"。护理人员在工作中应充分体现出人道主义精神、救死扶伤精神,语言温柔、态度诚恳,充分体现出对患者的同情与爱护,取得患者的信任,因此,护士在与患者交谈中,应做到真挚、热情、稳重。

（4）语言的保密性:护患关系应建立在平等、尊重、真诚的基础上。在医疗护理过程中,护士要尊重患者的"知情权",实事求是地向患者解释病情和治疗情况,但面对患者的情况差异较大,不同患者对相关问题的敏感性和承受力不同,护士应根据不同的对象区别对待。有的可直言相告,有的需委婉含蓄,以避免超过某些患者心理承受能力而造成负面影响。此外,护士必须尊重患者的隐私权,凡是涉及患者隐私的情况,如生理缺陷、性病、精神病等患者不愿他人知晓的个人健康信息,护士要予以保密;对患者不愿讲述的内容不能过分追问。

（5）语言的治疗性和暗示性:语言具有治疗性作用,是进行心理护理的工具,充满爱心、关心的语言能使患者感到亲切、安慰,帮助患者树立战胜疾病的信心,有利康复。语言的暗示性具有双重作用,即治疗性和致病性,它不仅影响人的心理和行为,而且能引起人的生理、病理变化。鼓励性、表扬性语言能起到治疗疾病的暗示性作用。但若暗示性语言使用不当,也能致病。所谓"医源性损伤",其病因之一就是医护人员的不良话语所引起的暗示作用。护士在日常工作中须随时注意自己的语言对患者所起到的作用,充分使用对患者有正面影响的暗示性语言。

2. 护理工作中的日常用语

（1）招呼用语:如"您好""请""请稍候""劳驾""打搅了""谢谢"等,对患者的称谓要有分寸、有区别,可视职业、年龄、性别而选择不同的称呼,如"老师""老大爷""小朋友""小姐""先生"等,让人感觉到亲切、温暖、无拘束。不可用床号代替称呼。

（2）介绍用语:患者来到医院,面对陌生的环境,会产生孤独感和不安全感,护士要礼貌地自我介绍,如"您好,我是×××,是您的责任护士,您可随时与我联系""请允许我为您介绍"。

（3）安慰用语:护士常会遇到患者处于各种痛苦的状况,适时、恰当的安慰能有效地帮助患者。用温和的声音,使用安慰用语,表示真诚的关怀,使患者感觉亲切,获得依靠感,产生信赖感。

（4）征询用语:一般在患者需要帮助或需要取得其同意时使用,如"您需要我帮忙吗""我能看一下注射部位吗"等。护士主动征询患者意见或需求,并及时给予解决,会使患者感受到家庭般的温暖。

（5）电话用语:接听电话应及时,应答态度要谦和,自报受话部门,如"您好!这里是呼吸内科病室,请讲……"。给对方打电话时,时间要适宜,接通电话后首先要自报家门并有称呼,如"您好!我是×××,请找×××医生接电话好吗?谢谢!"同时应避免通话时间过长,使对方产生"疲劳感"。

（6）迎送用语:新患者入院,护士应主动热情接待,表示尊重与接纳,使患者感受到真诚的关怀,应主动接过患者携带的物品,礼貌地了解患者的姓名,安置合适的床位,并护送患者到床边,热情向患者介绍相关事宜。患者出院时,护士应送到病房门口,用送别的语言与患者告别,如"请注意休息""请按时服药""请多保重""请定期复查"等,让患者感觉亲切、温暖,以增强其战胜疾病的信心,促进其早日恢复心身健康。

3. 护理操作中的解释用语 在临床护理实践中,护士为患者进行任何护理技术操作,如注射、洗胃、灌肠、导尿时,都应清楚、准确地向患者解释,以尊重患者的权利。有效的解释能促进患者对护理行为的理解,让患者感到放心,从而增强患者的合作意愿。

护理操作解释用语可分三部分：操作前解释、操作中指导和操作后嘱咐。

（1）操作前解释：①交代本项操作的目的，征得患者同意。②简述操作方法及操作过程中患者将会产生的感觉。③了解患者对该项操作的态度及愿望，明确告知操作过程中可能产生的不适，必要时承诺，采用熟练的护理技术，尽可能减轻或避免这种不适。④交代患者应做的准备工作。

（2）操作中指导：①操作过程中具体地指导患者配合方法，如深呼吸、放松腹部等。②应用鼓励性语言，使患者增强信心；应用安慰性语言，转移其注意力，减轻或消除患者的紧张和不安。

（3）操作后嘱咐：①及时询问患者的感觉，了解操作的效果。②交代操作后的注意事项。③感谢患者的合作。

（二）护士的非语言规范

非语言沟通是一种伴随语言，具有较强的表现力和吸引力，可跨越语言不通的障碍，比语言沟通更具有感染力。它是以人的面部表情、身体姿势、语气语调、手势、眼神的流露和空间距离为载体来进行的信息传递。在日常生活中，人们所采取的沟通方式有 60%～70% 是非语言沟通方式。在医疗护理活动中，非语言沟通在某些情况下显得更为重要。例如，婴幼儿、使用呼吸机的患者、口腔手术患者等，不能采用语言和医护人员沟通，只能依靠表情姿势等的变化来表达自己的感受。因此，非语言沟通是护士获取信息的重要途径。非语言沟通的主要形式包括仪表、表情、体态、触摸、距离、环境等。

1. 仪表 护士的仪表形象会影响着护士留给他人的整体印象。护理人员应衣着整洁、容貌修饰自然大方，这不仅是尊重患者的一种表现，同时也展现了护士自身的素质，有利于护理人员在工作中树立良好的形象。

2. 面部表情 面部表情包括眉、眼、嘴及颜面肌肉的运动。面部表情是人类情绪、情感的生理性表露，一般是不随意的，受自我意识的调控。它是了解对方情绪状态最有效的一种途径，是非语言沟通最丰富的"语言"。护士必须善于运用和调控自己的面部表情，同时也要学会注意观察患者的表情变化，从而获得信息。

（1）目光：眼睛被称为"心灵的窗户"。目光可以准确、真实地表达人们内心极其微妙和细致的情感，具有调控作用。双方可以通过目光了解彼此是否对谈话感兴趣，是否赞成自己的观点。通过目光的接触，护士可以密切观察患者的非语言表达。护理人员用温和的眼神可使新入院的患者消除顾虑；亲切的目光可使孤独的患者得到亲人般的温暖；镇定自若的眼神可使危重患者获得安全感；而安详的眼神可使濒死患者减轻对死亡的恐惧。因此，护士在工作中要善于运用各种眼神，把对患者真诚、友善的情感通过眼神表达出来。

（2）笑容：笑容是人含笑的面容或表情。微笑是美的象征，是爱心的体现，是人际关系的润滑剂，也是护理工作岗位上的一种常规的表情。护士的职业微笑展现出对患者的真诚、亲切、关心、同情和理解。微笑服务可以为患者创造出和谐、轻松、愉快、安全和可信赖的氛围。

标准的微笑：面含笑意，但笑容不甚显著。一般情况下，微笑时不闻其声，笑不露齿。先放松面部肌肉，然后嘴角微微向上翘起，让嘴唇略呈弧形，在不牵动鼻子、不发出笑声、不露出牙齿尤其不露出牙龈的前提下，轻轻一笑。

3. 倾听　倾听是指全神贯注地接受和感受对方在交谈时发出的全部信息（包括语言的和非语言的），并做出全面的理解。听是交流的一半，善于倾听的人永远是善于交流、深得人心的人。善于倾听的人能及时发现他人的长处，倾听本身也是一种鼓励方式，能提高对方的自信心和自尊心，加深彼此的感情。倾听同时也是获得信息的主要方式。认真倾听是护士对患者关注和尊重的表现，有助于护患间形成良好的关系。在倾听过程中要全神贯注、集中精力，保持目光的接触，保持适宜的距离、得体的姿势，并且不随意打断患者说话，不急于做出判断，可使用点头、微笑等及时对患者的叙述做出反馈。

4. 触摸　触摸是护士通过身体的某个部位与患者接触用以补充语言沟通及向患者表示关心的一种重要的表达情感的方式，是一种最有力和最亲密的沟通语言。触摸是非语言沟通的一种特殊形式，是其他沟通方式所不能替代的。常见的触摸形式主要有握手、抚摸、拥抱、搀扶等。触摸对于改善护患关系，传递沟通中的良性信息，帮助患者康复起着重要的作用。

医护人员为患者体检时的触摸，是一种医学专业性的人体接触，是职业需要，也代表一种关怀。在护理活动中，触摸是一种重要的工具，如待产的患者诉说腹痛，护理人员轻轻触摸待产者的腹部以观察子宫收缩的强度、持续时间，以及间歇时间，是一种职业的接触，也传递了护理人员对患者的关心、理解、体贴和安慰，使产妇产生安全感。但是，触摸也有负反应。因为不同的人对触摸有不同的反应，并且有时触摸者（如护理人员）与接触体触者（如患者）对体触的理解并不一致。应用时，要考虑性别、年龄、社会文化背景、双方的关系、当时的情况及体触的形式等多种影响因素。

5. 空间距离　任何一个人，都需要在自己的周围有一个自己把握的自我空间，它就像一个无形的"气泡"一样为自己"割据"了一定的"领域"。生物学上叫"生物安全圈"，倘若异物侵入，就会感到警觉不安。一个人必须与他人保持一定的间隔范围才能有舒适感、安全感和控制感，这个空间范围就称为空间距离。不同的距离代表不同的人际关系。美国心理学家爱德华•霍尔将人际距离分为四类。

（1）亲密距离：指 0～0.45m 的距离，这种距离一般在两人恋爱、角斗、互相抚慰或一方保护另一方的时候使用。

（2）个人距离：指 0.45～1.2m 的距离，这种距离很少有身体接触，能体现既友好又亲密的气氛，又能让人感到这种友好是有分寸的，适用于老同学、老同事及关系融洽的师生、邻里之间。

（3）社交距离：指 1.2～3.6m 的距离，这种距离交往，彼此的关系不再是私人性质的，而是一种公开性质的，一般表达的是公事公办的态度，适用于正式社交活动或会议，彼此不熟悉的人之间。

（4）公共距离：指 >3.6m 的距离，适用于教师上课、参加演讲、作报告等。一般是公共场所陌生人之间进行的非正式交往。

护患沟通的距离，应根据患者的年龄、性别、人格特征、文化教养、病情需要及与患者的关系程度等来选择。一般来说，个人距离是护患间交谈的最理想距离。个人距离既可以提供在帮助关系中一定程度的亲近而又不会使人感到过分亲密，让患者感受到对他的关心，又不会使患者感觉别扭、不舒适。

6．沉默的运用　沉默是留一些时间让交流的对方自由地表达思想与意见，并提供对方述说最关心的事与物的机会。恰当地运用沉默会有意想不到的效果，能给自己观察交流对象的非语言行为的机会。沉默本身也起了提示作用，希望交流对方主动提出问题加以讨论。恰当地利用沉默，可以促进交流。如患者因心理受到打击而哭泣的时候，护理人员保持暂时的沉默是很重要的。短暂的沉默，不仅让交流的对方重新整理自己的思路，也可以引导其进行新的思考。沉默虽然是交流的一种技巧，但一味的沉默将导致交流的对象失去兴趣，影响交流效果。

（三）护士的仪表规范

仪容即人的容貌，是自我形象中的重点，是个人礼仪的重要组成部分。护士良好的仪容是职业素养的基本要求，它既体现护士尊重患者、自尊自重的品德，又体现护士良好的敬业精神，还显示一个团体良好的组织形象。仪容美包括仪容的自然美、修饰美和内在美。

1．护士的仪容　护士的仪容应是自然、大方、雅净、亲切、热情、安详，要保持面部干净清爽、无汗渍、无油污、无泪痕，无其他不洁之物。不在患者面前挖鼻孔、擤鼻涕；做到牙齿清洁、无异物，口腔无异味，在上班前忌食气味刺鼻的东西，如葱、蒜、烟、酒等；避免发出异响，如呵欠、喷嚏、咳嗽、打嗝等。

2．护士的修饰　护士可适度修饰仪容，但要与护士角色相适应。护士佩戴的饰物应与环境和服装协调，工作时间不宜佩戴过分夸张的饰物，以少、精为原则；要及时修剪指甲，长度以不超过手指指尖为宜，不得涂彩色指甲油；可适当着淡妆，以自然、清新、高雅、和谐为宜。

3．护士的服饰　护士的着装应以整洁、庄重、大方、适体、衣裙长短适度、方便工作为原则，并与工作环境协调一致。

（1）护士服：护士服不仅是专业的特征，更可体现护士群体的精神风貌。护士服是护士工作的专用服装，是区别于其他医疗服务人员的重要标志，它代表着护士的形象，是白衣天使的象征。护士服的款式和颜色多种多样，以白色为主，可根据不同的科室特点选择。如小儿科选用粉红色、手术室选用淡蓝色、急救中心选用浅绿色等。着护士服要注意以下几点：①护士服为护士的职业装，上班时着护士服是护理工作的基本要求，非上班场合不宜穿护士服，以示严谨。②护士身着护士服时应同时佩戴标明其姓名、职称、职务的工作牌。③护士服应经常换洗，保持平整，忌脏、皱、破、乱等。④护士服的样式应以简洁、美观、穿着得体和操作活动自如为原则，同时注意与其他服饰的搭配与协调。

（2）护士帽：护士帽是护理人员的职业象征，护士帽有两种：燕帽和圆帽。戴燕帽时，如果护士是短发，要求前不遮眉、后不搭肩、侧不掩耳；如果护士是长发，应梳理整齐盘于脑后，发饰素雅端庄。燕帽应平整无褶并能挺立，应距离发际 4～5cm，戴正戴稳，高低适中，用白色发卡固定于燕帽后，发卡不得显露于帽的正面。戴圆帽时，头发应全部遮在帽子里面，前后左右都不外露头发，边缝应置于脑后，边缘整齐。

（3）护士鞋和袜：护士鞋以白色或米色平跟或小坡跟为宜，行走时防滑、无响声。鞋子应经常刷洗，保持干净清洁。护士袜应以肉色或浅色为佳，袜口不宜露在裙摆或裤脚的外面。在炎热的夏季，护士应着丝袜，不可光脚穿鞋使腿部皮肤裸露，丝袜破损应及时更换。

（4）口罩：护士根据脸型大小及工作场景选择合适口罩。戴口罩应端正，系带系于两耳，松紧适度，遮住口鼻，注意不可露出鼻孔。纱布制口罩应及时换洗消毒，保持口罩清洁美观。使用一次性口罩不得超过 4 小时。护士不应戴有污渍或被污染的口罩，不宜将口罩挂于胸前或装入不洁的口袋中。护士应先洗手，后戴取口罩。

总之，护士在工作中，应以美好的服饰礼仪展现护士的外在美，以良好的服务体现护士的内在美，使患者得到美的熏陶，给患者以鼓舞和力量，以利于患者积极配合，顺利康复。

（四）护士的举止规范

举止，指人的动作，是人们的动作姿态和动作姿态所表现出来的人的内在素养。护士在工作中，其一举一动、一颦一笑都可以带给患者一定的信息，因此，每一位护士都应保持规范而优雅的行为举止。护士的动作姿态应舒展大方、活泼、健康有朝气。护士的基本姿态包括站姿、行姿、坐姿等。

1. 站姿　站姿又称立姿、站相，是人在站立时所呈现的姿态，是人的最基本姿势，同时也是其他一切姿势的基础。良好的站姿能衬托出优雅的气质和风度，给人以庄重大方、精力充沛、蓬勃向上的印象。护士站立时，头部端正，微收下颌，颈部挺直，面带微笑，目视前方；挺胸收腹，两肩平放、外展放松，立腰提臀；两臂自然下垂，双手相握在腹部肚脐位置；两腿并拢，呈"V"形，或两脚呈"丁"字步。全身既挺拔向上，又随和自然。

2. 坐姿　即人在就座之后所呈出的姿势。护士的坐姿应体现端庄、稳重、文雅、舒适的感觉。正确的坐姿应该是：臀部位于椅子前 1/2～2/3 的位置，上身端庄挺拔，两腿并拢，两脚自然着地，并向自己身体靠近，肩臂放松，双手自然交叉或相握轻轻置于大腿上。

3. 行姿　又叫走姿或行进姿势，是人们在行走时所表现的具体姿势。它始终处于动态之中，所体现的是护理人员的动态之美和精神风貌。它是站姿的延续，即在站姿的基础上展示人体动态的姿势。良好的行姿应该是"行如风"，即轻盈、敏捷。正确的行姿应是两眼平视，面带微笑，步履自然轻盈，抬头、挺胸收腹、肩放松，有节奏。行进时目标要明确，脊背和腰部伸展放松。注意行走时移动的中心在腰部，而不是脚部。膝盖和脚踝应轻松自如，脚尖正对前方，脚跟先着地，通过后腿将身体的重心移送至前脚，促使身体前移。在行进的过程中，双肩保持平稳，避免摇晃，两手臂自然、有节奏地摆动，摆动的幅度在 30° 左右最好。行走有节奏感，避免在短时间内速度时快时慢。

4. 蹲姿　蹲姿是由站立的姿势转变为双腿弯曲、身体高度下降的姿势。它是在某些特殊情形下采取的暂时性姿势，时间不宜过长，以免引起不适，如整理工作环境、捡拾地面物品时使用。基本要求是：一脚在前，一脚在后，两腿靠紧下蹲，前脚全脚掌着地，小腿基本垂直于地面，后脚脚跟抬起，前脚掌着地，臀部要向下。

注意事项：①不要突然下蹲；②不要距人过近下蹲；③下蹲时最好与其他人侧身相向；④注意遮掩自己身体；⑤不要随意滥用下蹲。

5. 护理工作场景中的行为要求　在护理工作中，护士经常需手持治疗盘、推治疗车等用于特定的护理操作。在操作中，护士要做到稳妥和自然。

（1）端治疗盘：身体站直，挺胸收腹，双眼平视前方，双肩放松，上臂下垂，肘关节呈90°，双手托盘平腰处，拇指扶住治疗盘中间的两侧，手掌和其余四指托住治疗盘的底部，重心保持于上臂，与手臂一起用力；取放行进平稳，不触及护士服。开门时不能用脚踢门，而应用肩部轻轻将门推开。

（2）持病历夹：一手持病历夹中部轻放在同侧胸前，稍外展，另一手自然下垂或者轻托病历夹的下方。

（3）推治疗车：按照行姿的要求行走。抬头、面向前方，双眼平视，保持上体正直，挺胸收腹，腰部挺直避免弯曲，身体形成一条直线。双肩应保持平稳，两手扶住治疗车的两侧推车行走。

护理职业形象美在护理工作中的塑造

附　护士仪表姿态训练

一、训练目的

1. 掌握基本的站姿、坐姿、行姿、蹲姿，掌握护理工作中端治疗盘、持病历夹及推治疗车的正确方法。

2. 规范护士基本姿态，培养良好的护士形象。

二、准备

1. 用物准备　椅子、治疗盘、病历夹、治疗车。

2. 学生准备　护士帽、护士服、护士鞋。

3. 环境准备　训练室应宽敞、明亮，有能照见全身的落地镜，地面画有直线，必要时备音乐或视频。

三、训练方法

1. 站姿训练

（1）训练要领：①重心位置训练。能达到身体正直，重心平衡。②肩及手的训练。双肩自然打开下沉，肩胛略往后收，双手自然下垂。③双脚位置训练，包括"V"字形、"丁"字形或两脚稍分开前后错步。④训练头正颈直，挺胸收腹，立腰提臀，达到重心上升，身体挺拔。

（2）训练方法：①靠墙训练。要求背靠墙站立，使枕部、两侧肩胛、臀部、小腿、足跟紧贴墙面。②两人背靠背训练。身高相近的两人一组，背靠背站立，使双方枕部、两侧肩胛、臀部、小腿、足跟紧贴，必要时可在相靠的几点处放纸板或卡片，以不掉下为标准来达到训练效果。③顶书训练。在基本站姿的基础上，将书本放在头顶，可矫正身体不正、不稳定及左顾右盼的不良姿势。

2. 坐姿训练

（1）训练要领：①身体重心变换训练。在站姿的基础上变为坐位时，把握身体重心变化，达到身体平衡稳定。②腿脚位置放置训练。准确把握和确定坐位时两腿和两脚应放置的位置，使坐姿显得端庄优美。③上身直立训练。掌握坐位时腰部直立要点，达到身体挺拔，双肩放松。④双手放置训练。找准坐位时双手应放置的位置，达到自然协调。

（2）训练方法：①就座训练。从椅子左边进入，走到座位前，右脚向后退半步，双手捋平工作服，轻坐于椅子上，臀部位于椅子前1/2或2/3处。②坐姿训练。女护士坐定后上身自然挺拔，双脚并齐，双膝靠拢，肩臂放松，双手自然交叉或相握轻轻置于大腿上。男护士坐定后上身自然挺拔，双腿可略分开，双脚跟距离约一拳，双手放在两腿接近膝盖的部位。③离座训练。离座起立时，右脚先向后退半步，然后保持上身直立站起，收回右脚，从椅子左侧走出。

3. 行姿训练

（1）训练要领：①双臂摆动训练。以上臂带动前臂进行前后摆动，把握摆动幅度、纠正双肩过于僵硬和双臂左右摆动。②步位步幅训练。沿地上的直线行走，把握好步位和步幅，纠正"外八字""内八字"及步幅过大或过小。③稳定性训练。行走时保持头正中、颈直，目不斜视，必要时可在头顶放置书本，纠正左顾右盼、颈往前伸。④协调性训练。在站姿的基础上，行走时把握好速度、节拍，保持整体协调一致。

（2）训练方法：①起步前倾，重心在前。起步前进时，从足中部移到足前部，当前脚落到地面后脚离开地面时，膝关节应伸直，踏下脚时再稍微松弛，并立刻使重心前移。②直线行走，柔步无声。双脚行走轨迹为一条直线，克服身体在行进中左右摇摆，步态应轻盈敏捷。③脚尖向前，步幅适中。行走时应保持脚尖向前，步幅均匀，每步距离约等于一脚的长度。④双肩平衡，两臂摆动。行走时双肩双臂都应自然放松，不可过于僵硬呆板，腰部以上尽量减少动作，保持平稳，双臂靠近身体随步伐前后自然摆动，手指自然弯曲朝向身体。

4. 蹲姿训练、端治疗盘、持病历夹及推治疗车在站姿或行姿的基础上按要求训练。

四、训练步骤

1. 课堂训练

（1）教师示范：按照本章要求，分别将基本的站姿、行姿、坐姿、蹲姿及护理工作场景中的端治疗盘、持病历夹、推治疗车的方法逐一进行示范，强调动作要领和注意事项。

（2）分组训练：将学生分成8～10人一组，进行分组练习。

（3）学生训练时教师应予以点评，对不规范的动作及时纠正。

2. 课余训练

（1）课余时间学生可到形体训练室，照着镜子练习站姿、行姿、坐姿、蹲姿、端治疗盘、持病历夹、推治疗车，必要时可结合音乐与视频进行训练。

（2）课余时间在寝室练习站姿、行姿、坐姿、蹲姿，同学之间相互观察，相互纠正。

五、评价

对学生的行为举止评价贯穿于护理教学的全过程，并在护理操作考核中增加该项内容，使学生良好的仪表、仪态成为一种自觉行为。

（唐布敏）

　复习思考题

1. 何为素质？现代护士应具备哪些职业素质？

2. 人际交往距离分几种？分别适用于何种场景？

3. 护士用语的基本要求有哪些？

扫一扫
测一测

第四章

- - - - - - - -

护士与患者

 学习要点

1. 角色的基本概念和特征；
2. 历史上的护士角色、现代护士角色和护士角色的扩展；
3. 患者角色特征、患者角色适应中的问题、影响患者角色适应的因素；
4. 护患关系的概念、性质、模式与过程、影响因素及促进护患关系的方法；
5. 初步具备构建和谐护患关系的意识和能力。

护士与患者是护理工作中人际关系的核心，护士在工作中充当的角色是由护士的工作性质以及患者的需求决定的，护士必须熟知护士与患者的角色特征，加强双方的沟通和理解，从而更好地帮助患者恢复健康、促进健康。

第一节　角色理论概述

角色理论是关于人的态度与行为怎样为其在社会中的角色地位及社会角色期望所影响的社会心理学理论，是试图按照人们所处的地位或身份去解释人的行为并揭示其中规律的研究领域。它是一个以"角色"为核心的概念体系。

一、角色的基本概念

（一）角色与角色集

1. **角色**　"角色"原为戏剧舞台或电影演出中的用语，指剧本中的人物。美国社会心理学家乔治·米德首先将它引用到社会心理学中，后来成为社会心理学分析个体心理、行为与社会规范之间的相互关系的专业术语。

所谓角色，是指处于一定社会地位的个体或群体，在实现与这种地位相联系的权利和义务中，表现出符合社会期望的行为与态度的总模式。换句话说，角色是一定社会关系所决定的个体的特定地位、社会对个体的期待，以及个体所扮演的行为模式的综合表现。

2. **角色集**　角色集是指个人在某一特定的社会关系和社会地位中所形成的各种

关系的总和。角色集包括两种情况：一是多种角色集于个人一身，强调的是个人内部的关系；二是一组相互依存的角色，强调的是人与人之间的关系。

（二）角色扮演

角色扮演是指个体根据自己所处的特定位置，按照角色期待和规范要求所进行的一系列角色行为。角色扮演的成功取决于扮演者的角色扮演技能及其对角色期望的把握。

1. 角色期望　角色期望是指社会对处于一定社会地位的角色的权利和义务的规范，是角色行为的依据。角色期望不仅要求社会提出符合角色身份实际的期待与要求，而且需要角色扮演者领会这些社会期待与要求，并且身体力行，以便成功地扮演所担任的角色。因此，角色期望不是单纯的行为组合，而是包含认识、态度、情感等因素的复杂综合体，它是社会结构与角色行为之间的桥梁。

2. 角色扮演技能　角色扮演技能是指个体遵循选定的期望，完成角色扮演的任务所表现出来的技巧和能力。分为一般技能和特殊技能。一般技能是任何担当角色的个体都必须具备的技能，包括认知技能和活动技能；特殊技能是在扮演某一特定角色时所必须具备的独特技巧、能力、智慧、经验等。

知识链接

角色扮演的过程

可概括为：对角色的期望，是指社会或团体对某一特定社会角色所设定的理想的规范和公认的行为模式；对角色的领悟，是指个体对其所扮演的社会角色的行为模式的理解；对角色的实践，是指个体根据自己对角色的理解而在执行角色规范的过程中所表现出来的实际行为。

（三）角色行为

角色行为是指在角色概念、角色期望基础上，个体实现自己所扮演的角色的行为，即角色实现。角色实现的过程就是主体对环境的适应过程。

1. 角色转变　角色转变是角色行为的一种表现，是个体承担并发展一种新角色的过程。它是一种正向的成长，是发展过程中不可避免的。在这个过程中，个体必须改变自己的情感、行为以符合社会对个体的角色期待，最终有效完成角色转变。

2. 角色冲突　角色冲突是指一种角色的行为方式妨碍了另一种角色义务的履行，使个体无法表现出适合其角色的行为或无法同时担任几个角色，在角色之间或角色内部发生了矛盾、对立和抵触，使其角色的扮演不能顺利进行的现象。角色冲突的基本类型分为三种：

（1）角色内冲突：是指同一角色的内心冲突，常因人们对某个角色的期望与要求不一致而产生。例如，作为母亲，有做慈母的义务，当子女有过失时，她又必须严格管教。这就出现了角色内的冲突。

（2）角色间冲突：是指个体身兼几个角色所发生的冲突。当一个人同时占有两个或两个以上的社会位置，不同的社会位置对他提出不同的期望和要求，他感到无法同时满足各个方面时所产生的冲突。

（3）角色外冲突：是指个体发生角色转换时，过去担任的角色与正在面临的角色之间所发生的矛盾和冲突，也称新旧角色冲突。

3．角色紧张 角色紧张是指个体在角色扮演过程中，因时间、地点、精力和义务分配上的冲突而产生的心理不适应状态。如果处理不好，会导致角色心理与角色行为失调。

4．角色适应 角色适应是指角色扮演者调整自己的角色行为，使之与角色期望逐渐吻合的过程，通常发生在角色期望模糊不清或角色期望发生变化的情况下。当角色期望的清晰度降低时，角色行为就失去了一定的参照，个体只能根据其行为的社会认可程度或社会反馈程度来对自己的角色行为进行调整和适应，使自己的行为能被社会接纳。而社会的变迁会引起社会需要和社会评判标准的改变，进而导致社会对角色期望的改变，需要角色扮演者进行适应和调整，以符合新形势发展的要求。

二、角色的特征

1．客观性 任何一种社会角色的产生和存在，都是一定社会文化、历史积淀的结果，是社会生产和生活发展的产物。脱离社会客观需要的"角色"在现实生活中是不存在的。

2．职能性 角色是社会对个体职能的划分，它指出个体在社会活动中的地位，在社会关系中的位置，以及在人际交往中的身份。每个社会角色都代表着一套社会行为标准。

3．扮演性 角色是一个抽象的概念，必须由个体来承担。个体在扮演某一社会角色时，必须对该角色有良好的认知，才能履行好自己的角色功能，否则，就会对自己的角色行为是否规范、角色扮演是否适宜失去判断。

4．对应性 任何角色都不是孤立的，都有与之互补的角色存在。社会学把这些相互对应而存在的社会角色称为"角色伴侣"。比如，学生与教师、妻子与丈夫、护士与患者等，互为角色伴侣。

5．多重性 在社会生活中，每个人都是一个角色的综合体或复合体，同时扮演着多种角色，这些角色又与更多的社会角色相联系，形成复杂的角色关系，在不同的角色关系中，个体会因其对象不同而扮演不同的角色、承担不同的责任、表现不同的功能。

6．更替性 由于社会、工作、生活的需要，个体在扮演角色时并不总是固定在某种社会结构、位置上，而是随时在更替自己的角色。比如，下班回家就要从职业角色变换为家庭成员角色。

第二节 护士角色

护士角色是社会所期望的适于护士的行为，是指从事护理职业的个体所应具有的角色人格和职业行为模式。护士角色是卫生保健领域的重要专业角色，在各项医疗、护理及健康教育活动中发挥着重要的功能。护士角色的获得要经过护理教育的强化过程，使其能灵活应用各项专业知识和技能，以承担职业角色所赋予的责任。

一、历史上的护士角色

护士的角色形象经历了漫长的发展演变过程，在不同的历史时期，护士角色的社会形象、社会期望和所承担的职责均不相同。

1. 民间角色 "母亲代理人"是护士角色最初的民间形象。早期的护理，以满足患者的日常生活需要为主，当时的护士虽然没有专业医护知识，但是她们对患者的照顾就像无微不至的"母亲"对孩子的呵护一样周到，在人们心目中留下了"温柔、慈祥"的美好形象。

2. 宗教角色 中世纪，随着宗教的兴起、医院的出现，护理工作开始从家庭走向社会，很多修女、基督教徒从事着医疗护理工作，他们把护理患者视为己任，本着对贫苦大众纯洁无私的爱而甘愿自我奉献和牺牲，使得这一时期的护士角色带着浓厚的宗教色彩。

3. 仆人角色 16～19 世纪，是护理发展史上的黑暗时期。在这一时期，疾病被认为是对罪恶的一种惩罚，照料、救护患者被看做"不仁慈的、卑贱的"活动，从事护理的人往往是出身低微、道德不好的妇女，这些人地位低下，收入菲薄，如同"仆人"。

上述这些护士角色形象，反映了早期护理的发展状况，同时也深刻地影响着人们对护士角色的认识和理解。19 世纪中叶，南丁格尔开创了科学的护理事业，护理人才的培养有了明确的目标，护士的专业角色逐渐清晰，"白衣天使"的形象被社会广泛认可。

二、现代护士角色

随着护理专业的发展，护士的角色日益多元，社会对护士的要求越来越高。为了满足人们日益增长的卫生保健需求，提高人群的整体健康水平和生活质量，护士应不断学习，努力提升自己的专业能力，积极扮演好护士的专业角色。

1. 照顾者 这是护士最基本又最重要的角色。当人们因疾病原因不能自行满足基本需要时，护士应提供各种护理照顾，帮助护理对象满足基本需要。

2. 计划者 护士运用护理专业的知识和技能，为患者制订系统、全面、整体的护理计划，促进患者尽快康复。这一角色要求护士具有深刻的思维判断、观察分析能力和果断的决策能力。

3. 管理者 为了使护理工作顺利开展，护士需进行合理的计划、组织、协调与控制，合理利用各种资源，提高工作效率，为患者提供优质的服务。同时，护理管理人员还需与医院的其他管理人员合作，共同完成医院的管理。

4. 教育者 护士的教育者角色包括两个方面，一是对护理对象的健康知识的教育和指导，提供有关信息，促进和改善人们的健康态度和健康行为；二是对实习护生和新入职护士的教育培养，帮助他们进入护理工作领域，发展其护理专长，满足护理事业延续和发展的需要。

5. 协调者 护士在工作中需要与有关人员进行联系与协调，维持一个有效的沟通网，使诊断、治疗、护理工作得以协调进行，保证护理对象获得最适宜的整体医护照顾。在社区护理中，卫生保健工作的涉及面更广，护士更需加强与社会各机构及有关人员的协调与配合。

6. 代言人 护士是患者利益的维护者，有责任解释并维护患者的权益不受损害或侵犯，是患者的代言人。同时，护士还需评估有碍全民健康的问题和事件，提供给医院或卫生行政部门做决策时参考，此时，护士又成为全民健康利益的代言人。

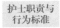

护士职责与
行为标准

7. 研究者　科研是护理专业发展不可缺少的活动,每一个护士,特别是接受过高等教育的护士,既是普通的护理实践者,也是护理科研的探索者,在做好患者护理工作的同时,要积极开展护理研究,并将研究成果加以推广应用,指导、改进护理实践,提高护理质量,促进专业发展。

三、护士角色的扩展

当今社会,科技日新月异,医学迅猛发展,卫生服务需求空前扩大,护理事业呈现出技术高新化、管理科学化、服务特色化、科研多元化、教育高学历化的发展趋势,培养和使用高级实践护士(advanced practice nurse,APN)日益成为社会对卫生保健事业的新需求。APN 是对从事高级护理实践活动护士的总称,泛指拥有专家才能和高学历的资深护理人员,具备深厚的专科护理知识、解决复杂临床问题的决策能力以及扩展到临床护理实务能力的注册护士。目前,护理界普遍认同的 APN 角色分为以下四类,其中开业护士和临床护理专家是发展人数较多的角色。

1. 开业护士　能独立开处方,并对常见疾病及损伤进行诊断及治疗。主要在自己单独开业的护理诊所、医院、老人院、私人医生诊所等机构,为服务对象提供各种卫生及预防保健服务。

2. 临床护理专家　主要在医院、私人医生诊所、老人院、社区卫生服务机构,为服务对象提供各种身心保健护理服务。同时也从事咨询、研究、教育及管理工作。

3. 持证助产士　主要在医院、分娩中心及家庭,为妇女提供妇科保健,为危险性较低的产妇提供助产服务。

4. 持证注册护理麻醉师　主要从事各种手术的麻醉及其他麻醉护理。

第三节　患者角色

患者是指患有疾病、忍受疾病痛苦的人。患者角色又称患者身份,是指社会对一个人患病时的权利、义务和行为所做的规范。

一、患者角色特征

美国社会学家帕森斯(T.Parson)在《社会制度》一书中将患者的角色特征概括为以下四个方面。

1. 患者可免除或部分免除其日常的角色行为和所承担的社会职责　免除职责的程度根据患者疾病的严重程度不同而异。

2. 患者对其陷入疾病状态没有责任,并有权利接受帮助　患病是不以人的意志为转移的事情,不应责怪患者得病,而应尽可能地使他获得帮助,恢复健康。

3. 患者有恢复健康的义务　大多数人患病后,都是期望通过寻求医疗、护理帮助,尽快解除疾病所带来的不适和痛苦等;也有一些人会寻求患者角色,出现角色依赖,把患病作为继发性获益的来源。

4. 患者有配合医疗和护理的义务　患者不能凭自己的主观意愿行事,必须按照治疗和护理要求与医务人员合作。

二、患者角色适应中的问题

患者角色适应是指患者的行为与患者角色的指定模式相符合。在现实生活中，人们从病前的常态角色向病后的患者角色转换或从病后的患者角色又重新转变回社会角色时，常常会出现许多心理和行为上的问题。主要表现有：

1. 角色行为冲突　指个体在适应患者角色的过程中，与其患病前的各种角色发生心理冲突而引起行为的不协调，表现为患者不愿或不能放弃原有角色行为。

2. 角色行为缺如　指个体没有进入患者角色，意识不到或不承认自己是患者，不能很好地配合医疗和护理。

3. 角色行为强化　指个体应该由患者角色转变为健康人时，仍安于患者角色，产生退缩和依赖心理，表现为害怕出院、害怕离开医务人员，对正常生活缺乏信心，或借生病逃避某些责任。

4. 角色行为消退　指个体已经适应了患者的角色，但由于某种原因，不得不放弃患者角色，重新承担本应免除的社会角色的现象。

5. 角色行为异常　患者受病痛折磨，出现悲观、失望等不良心境，导致行为异常，出现攻击性言行、病态固执、抑郁、厌世甚至自杀等。

知识链接

患者的心理反应

患病后，病痛体验影响着患者的心理状态，改变着患者对周围事物的感受和态度，从而引起各种心理反应。常见的有焦虑、恐惧、主观感觉异常、孤独、绝望、自尊心增强、依赖性增强、猜疑心加重、择优求医心理等。

三、影响患者角色适应的因素

角色转变是一个失去原来的社会心理平衡达到新的社会心理平衡的艰巨的适应过程，对患者来说，适应这个角色转变是很不容易的，影响患者角色适应的因素如下：

1. 自身状况　如患者的年龄、性别、文化程度、生活习惯、职业、家庭经济状况等。

2. 疾病状况　如所患疾病的性质、严重程度、病程、疗效等。人们通常比较容易为急性的、显著的症状去就医并承担患者角色，对慢性的、不显著的症状则不予关心和重视。

3. 医疗状况　如医护人员的水平、态度、医疗环境、规章制度等。

第四节　护患关系

健康服务过程中涉及多方面的人际关系。其中，护患关系是护理人员职业生涯中最常见、最重要的一种人际关系，它是整个护理保健服务过程中的关键因素之一。良好、和谐的护患关系可以减轻护士的工作压力，促进患者的健康恢复。了解护患关系内容及特征，对建立和谐的护患关系具有重要的意义。

一、护患关系概述

（一）护患关系的概念

护患关系（nurse-patient relationship）是指护患双方在相互尊重并接受彼此民族文化差异的基础上，在相互学习和促进的过程中形成的一种工作性、专业性、帮助性的人际关系。护患关系有广义和狭义之分，广义的护患关系是指围绕护理对象的治疗及护理所形成的各种人际关系，包括护士与护理对象、医生、家属及其他人员之间的关系。狭义的护患关系是护士与护理对象之间在特定环境及时间内互动所形成的一种特殊的人际关系。

（二）护患关系的性质

护患关系是一种专业性的人际关系，具有帮助和治疗的意义，与一般的人际关系有着显著的不同，其独特性质如下：

1. 护患关系是帮助系统与被帮助系统的关系　帮助系统包括医生、护士、辅诊人员以及医院的行政管理人员；被帮助系统包括患者、患者家属、亲友和同事等。帮助系统的作用是为患者提供服务，履行帮助职责；而被帮助系统则是寻求帮助，希望满足需求。在帮助与被帮助两个系统中，护士与患者的关系不仅仅代表护士与患者个人的关系，而是两个系统之间关系的体现。

2. 护患关系是一种专业性的互动关系　护患关系不是护患之间简单的相遇关系，而是护患之间相互影响、相互作用的专业性互动关系。这种互动不仅仅限于护士与患者之间，还表现在护士与患者的家属、亲友和同事等社会支持系统之间，是一种多元性的互动关系。

3. 护患关系是一种治疗性的工作关系　治疗性关系是护患关系职业行为的表现，是一种有目标的、需要认真促成和谨慎执行的关系，并具有一定的强制性。无论护士是否愿意，也无论患者的身份、职业和素质如何，作为一名帮助者，护士都有责任与患者建立良好的治疗性关系，以利于患者的疾病治疗和健康恢复。

4. 护士是护患关系后果的主要责任者　作为护理服务的提供者，护士在护患关系中处于主导地位，其言行在很大程度上决定着护患关系的发展趋势。因此，一般情况下，护士是促进护患关系向积极方向发展的推动者，也是护患关系发生障碍的主要责任承担者。

5. 护患关系的实质是满足患者的需要　护士通过提供护理服务满足患者的需要是护患关系区别于一般人际关系的重要内容，从而形成了在特定情景下护患之间的专业性人际关系。

二、护患关系的基本模式与基本过程

（一）护患关系的基本模式

根据护患双方在建立、发展和维护护患关系的过程中所发挥的作用、心理方位、主动性、感受性等的不同，可将护患关系分为以下三种模式：

1. 主动—被动型　这是一种传统的、单向的、以生物医学模式和以疾病为中心的护理为主导思想的护患关系模式，其特点为"护士为患者做什么"。护理处于主动的、主导的地位，患者处于被动的、接受的从属地位。所有针对患者的护理活动，患者绝对服从护士的处置与安排。护患双方存在显著的心理差位。这种模式适用于不能表达自己主观意志的患者,如昏迷、休克、精神障碍者及婴幼儿等。这些患者缺乏自理能力和正常的思维能力,需要护理人员具有高度的职业道德,发挥自己的积极能动作用。

2．指导—合作型　这是一种微弱单向的、以生物—心理—社会医学模式和以患者为中心的护理为指导思想的护患关系模式,其特点为"护士教会患者做什么"。在护理活动中,护士仍处于主导地位,决定护理方案与护理措施,并指导患者学会有关缓解症状、促进康复的方法;患者也有一定的主动性,可以向护士提供与自己疾病有关的信息,也可以对护理方案和护理措施提出意见和建议。这一模式适用于急危重症、重病初愈、手术及恢复期的患者等。此类护理对象神志清楚,但病情较重、病程短,对疾病的治疗及护理了解少,需要依靠护士的指导,以便更好地配合治疗与护理。

3．共同参与型　这是一种双向的、以生物—心理—社会医学模式和以人的健康为中心的护患关系模式,其特点为"护士帮助患者自我恢复"。在医疗、护理的过程中,护患双方具有同等的主动性和权利,共同商定护理计划,共同参与护理措施的决策与实施。这一模式适用于慢性病患者和受过良好教育的患者。此时,患者对自己的健康状况有充分的了解,把自己看成是战胜疾病的主体,有强烈的参与意识。

值得注意的是,护患关系模式并不是固定不变的,它会随着患者病情的变化而从一种模式转向另一种模式。在上述三种护患关系模式中,指导 - 合作型及共同参与型更能发挥患者的主动性,有利于提高护理效果。因此,只要患者能表达自己的意见,护士应当尊重他们的权利,鼓励他们共同参与护理活动。

（二）护患关系的基本过程

护患关系的建立与发展一方面是出于服务对象身心健康的需要,另一方面是出于护士工作的需要。因此,护患关系的建立与一般人际关系的建立规律有所区别,基本过程如下:

1．初始期　亦称观察熟悉阶段,是护士与患者的初识阶段。主要任务是建立信任感和确认患者的需要。护士应向患者进行恰当的自我介绍、环境介绍以及医院规章制度和相关医护人员介绍;同时,初步收集患者生理、心理、社会、精神、文化等方面的资料,了解患者的情况。患者也应主动向护士提供相关资料。此期,护士良好的仪表、仪态和言行,十分有利于护患之间信任关系的建立。

2．工作期　亦称信任合作阶段,是护患关系中最重要的时期,是护士完成各项护理任务、患者接受治疗和护理最主要的阶段,时间跨度较大。主要任务是护士应用护理程序的方法与患者共同协商,制订护理计划,开展务实合作,帮助患者解决其健康问题,以满足其康复需要。患者积极配合护士完成护理计划,并在接受护理的同时获得有关的健康知识,逐渐达到自理与康复。此期,护士的知识、能力与态度是保证良好护患关系的基础。

3．结束期　亦称终止评价阶段,是从患者康复到出院这段时期。主要任务是护士与患者共同评价护理目标的完成情况,并根据尚存的问题或可能出现的问题制订相应的对策。进入本阶段,护士应做好必要的准备工作,如护患双方对整个护患关系发展过程的评价,患者对自己目前健康状况的满意度或接受程度等。同时,为患者拟定出院计划、康复计划,提供相应的健康教育指导,以预防患者出院后由于健康知识

佩皮劳的护患人际关系模式

的缺乏而出现某些并发症。此期，帮助患者恢复信心，消除其对护士的依赖，是成功结束护患关系的关键。

三、护患关系的影响因素与促进护患关系的方法

（一）护患关系的影响因素

1．信任危机　信任感是建立良好护患关系的基础，护士良好的服务态度、认真负责的工作精神、扎实的专业知识和娴熟的操作技术是赢得患者信任的重要保证。在工作中，如果护士态度冷漠或出现技术上的差错、失误，就会失去患者的信任，严重影响护患关系的建立和发展。

2．角色模糊　是指个体对自己充当的角色不明确或缺乏正确的理解和认识而呈现的状态。比如，护士不能积极主动地为患者提供帮助，或患者不积极参与康复护理、不服从护士的管理等，均可能导致护患沟通障碍、护患关系紧张。

3．责任不明　护患关系中，责任不明主要表现在两个方面：一是患者的健康问题该由谁承担责任，护患双方意见有分歧；二是改善患者的健康状况该由谁承担责任，护患双方意见不一致。对这两种分歧，需要护士发挥主导性作用，加强沟通，予以解决。

4．权益影响　寻求安全、优质的健康服务是患者的正当权益。在卫生保健的过程中，如果患者不能正确认识护理服务的特殊性，始终把自己放在消费者的位置上，过度维权，经常对护理活动提出质疑；或者护士不能正确理解和扮演患者代言人的角色，在处理权益争议时，倾向于照顾医院或自身的利益，而忽视患者的权益，就会导致护患冲突，影响护士与患者之间的人际和谐。

5．理解差异　护患双方因年龄、职业、经历、文化背景和生活环境等的不同，在沟通交流中容易出现理解偏差，产生矛盾，不利于人际关系的促进。

除了上述几个主要因素之外，良好护患关系的建立还受到环境因素和社会因素的影响。

（二）促进护患关系的方法

1．尊重患者的人格和权利　尊重患者是建立良好护患关系的前提，护士应尊重患者的人格和权利，平等地对待每一位患者，减少患者由于疾病而造成的焦虑、孤独、猜疑等心理，使患者感受到被接纳、被理解，从而增加患者对护士的信任感和依靠感。

2．明确护患的角色功能　护士应全面认识、准确定位自身的角色功能，认真履行角色责任和工作职责，使自己的言行符合患者对护士角色的期待；同时，还要了解患者对"新角色"的认识，分析影响患者角色适应的因素，努力帮助患者适应角色，避免、缓解可能出现的角色适应不良。

3．维护患者的合法权益　维护患者的权益是护士义不容辞的责任，护士应给予高度重视。精湛的业务水平不仅可以增加患者对护士的信任感，也是保障护患双方合法权益的重要条件。因此，在工作过程中，护士应不断钻研业务，持续更新知识，准确为患者提供健康相关信息，主动为患者提供优质、安全的护理服务，充分维护患者的合法权益。

4．减少护患之间的理解分歧　理解分歧往往源于沟通不良、信息不对称。因此，护士在与患者沟通时，应注意沟通内容的准确性、针对性和通俗性，要根据患者的特点，选择适宜的沟通方式和语言。同时，注意与患者交流的深度与广度，适当将沟通

内容扩展到诊疗护理信息之外的社会文化方面，以增加对患者的理解。此外，护士还应创造一种平等交流的气氛，鼓励患者提问，并及时给予反馈，以确保双方理解一致。

5. 加强护士的职业修养 护士作为护患关系后果的主要责任者，应当不断加强自身的职业道德修养，提高业务技术能力，培养稳定的心理素质，掌握娴熟的沟通技巧，保持健康的工作情绪，时刻以愉悦的心态和饱满的热情面对工作，使患者体验积极向上的氛围，从而解除护患交往中的阻抗心理，促进护患关系的良性发展。

（王连艳）

 复习思考题

1. 现代护士角色包括哪几个方面？
2. 患者角色适应中常见的问题有哪些？
3. 什么是护患关系？护患关系有哪些独特的性质？
4. 护患关系从建立到终止会经历几个阶段？每个阶段的主要任务是什么？
5. 影响护患关系建立与发展的因素有哪些？

扫一扫
测一测

第五章

健康与疾病

学习要点

1. 健康、疾病及保健的概念；
2. 影响健康的因素、健康的测量指标、健康与疾病的关系；
3. 初级卫生保健的概念及主要政策。

健康与疾病是生命科学中两个最基本的概念，是人类生命活动本质、状态和质量的一种反映，也是护理理论研究的核心问题。护理人员承担着维护人类健康和提供保健服务的责任。因此，了解健康、疾病的概念和相关理论，对于宣传卫生保健知识，推动实现健康战略目标，为服务对象提供更优质的服务将发挥重要的作用。

第一节 健 康

健康是人类共同追求的目标，包含生理、心理、社会、道德等不同的层面，是人类生命存在的正常状态。护理的目标就是尽可能地使每个人达到最大限度的健康。

一、健康的概念

健康是一个多维的、变化的概念，在不同的历史条件下，不同的个体对健康有着不同的理解。随着医学模式的转变，人类对健康的认识也在逐步深入，其演进过程大致如下：

1. 健康就是没有疾病　这是一种传统的生物个体健康观。此概念是对健康的消极定义，其局限在于未能真正回答健康的实质，也没有说明健康的特征，而是将健康与疾病视为"非此即彼"的关系。

2. 健康是人体正常的生理、心理活动　这一观点抓住了健康的重要特征，认为人的健康不仅只是躯体的健康，还包括心理健康，从而进一步深化了对健康的认识。然而这种认识忽略了人的社会适应性，仍然存在一些欠缺。

3. 健康不但是没有躯体疾病和缺陷，还要有完整的生理、心理状况与良好的社会适应能力　这是 1948 年世界卫生组织（world health organization，WHO）给健康做出的定义。这一定义揭示了健康的本质，指出了健康所涉及的各个方面。这一定义

与以往的健康定义相比,优点在于:

(1)指出了健康不仅是没有疾病,从而弥补了"健康就是没有疾病"这一定义的许多不足。

(2)正确指出了健康包括生理、心理两个方面。纠正了把身、心分开的传统观念,为护理拓宽了工作领域。

(3)明确指出健康应包括对社会环境的适应,把健康与人们的生活密切联系在一起,从而不仅将健康视为医务工作者的目标,而且将其视为国家和社会共同的责任。

4. 健康新概念　1990 年,WHO 又提出了有关健康的新概念,即健康不仅是没有疾病,而且包括躯体健康、心理健康、社会适应良好和道德健康。这里的"道德健康"可解释为:健康者应履行对社会、对他人的义务,不以损害他人的利益来满足自己的需要,能按照社会道德行为规范约束自己,以道德健康促进整个身心健康。

WHO 对健康定义的新发展,在于强调从社会公德角度出发来维护人类的健康,要求每个社会成员不仅要为自己的健康负责,而且要对社会群体的健康承担社会责任。WHO 对健康的定义把健康的内涵扩展到一个新的认识境界,对健康认识的深化起到了积极的指导作用。

知识链接

亚健康状态

指机体介于健康与疾病之间的边缘状态,临床检查无明显疾病,但机体各系统的生理功能和代谢过程活力降低,表现为身心疲劳、创造力下降,并伴有自感不适症状,这种生理状态称为亚健康状态。

二、影响健康的因素

人生活在自然与社会环境中,其健康自然要受到多种复杂因素的影响。影响健康的因素主要有以下几种:

(一)生物因素

作为生物属性的人,其全部生命活动依附在生物躯体上。因此,生物因素是影响人类健康的主要因素,主要包括两大类:

1. 遗传因素　遗传是影响人类健康的一大因素。首先,人类的染色体决定人的性别,产生与亲代的相似性;其次,人类的染色体还带有各种各样的显性或隐性基因,可造成染色体遗传性疾病,如糖尿病、血友病等;追踪调查证实,某些疾病有较大的家族遗传倾向,如肿瘤、心血管疾病等。

2. 生物性致病因素　是由病原微生物引起的传染病、寄生虫病和感染性疾病。尽管现代医学已经找到了一些控制生物性疾病的方法,如预防接种、合理使用抗生素等,但是新型病原微生物,如人类免疫缺陷病毒、重症急性呼吸综合征病毒等的不断出现,给人类提出了新的挑战。

(二)心理因素

心理因素对健康的影响主要通过情绪、情感起作用。积极的情绪可促进健康,良好的心理刺激可使人的心理生理维持最佳状态,有利于新陈代谢的正常进行。消极的情绪可损害健康,不良情绪情感的长期作用会引起激素分泌失调,免疫系统功能下降,影响人体新陈代谢,从而损害健康。现代社会的激烈竞争给个体产生很大的心理压力,越来越多的"过劳死""抑郁症"等疾病严重威胁人类的健康。许多慢性病与心理因素有关,如心血管疾病、肿瘤、高血压、胃十二指肠溃疡等,意外伤害及自杀也与心理因素关系密切。

（三）环境因素

环境是人类赖以生存和发展的社会和物质条件的总和。人类在不断变化的环境中生存和发展,人类依赖环境而生存,但环境中也存在着大量危害人类健康的因素。几乎所有的疾病或人类的健康问题都与环境有关。

1. 自然环境因素　是指围绕在人类周围的自然条件的总称,如空气、水、阳光、蔬菜、动物、微生物等。然而在这样的环境中,却存在着许多危害人类健康的因素,如气温、湿度、声波、振动、噪声及辐射等超过某一限度时就会影响人体健康;有些地方性疾病已经被证明与当地的水质、气候和土壤成分有关。

2. 社会环境因素　社会环境是指人的文化环境和各种社会关系,包括政治、经济、法律、文化、教育、人口、民族、风俗习惯、宗教信仰、社交、职业、家庭、婚姻状况、居住条件、福利等。这些因素同样直接或间接地影响着人们健康和疾病的发生、发展与转归,并在很多方面对健康起着决定性的作用。

（1）社会政治制度:包括立法和社会支持系统,全社会资源分配制度、就业和劳动制度、劳动强度等。社会制度决定一个国家的卫生保障措施,以及政府是否将公民的健康放在重要位置,是否积极采取措施以促进公众健康。一般卫生保障制度相对健全和完善的国家或地区人民健康水平相对较高。

（2）社会经济因素:社会经济状况与个人经济条件直接影响人们的健康水平。如社会经济水平的不断提高,有利于增加卫生经费投入,改善卫生保健服务设施,提高人们的整体健康水平;个人经济条件优越,可以使其投向预防保健的费用相对增加。另外,与经济有关的其他因素:如工作条件、生活条件、营养状况等也对人的健康有着非常大的影响。

（3）社会文化因素:包括人们的文化素质、受教育程度、家庭和邻里的影响,也包括新闻、影视等大众媒介、风俗习惯和宗教信仰以及各种社会潮流的影响。与健康密切相关的文化因素包括:对健康的价值的认知,对症状的感知,易接受的治疗方式,对卫生服务的反应及实施营养、安全和公共生活的行为方式等。

（四）生活方式

生活方式是指人们长期受一定文化、民族、经济、社会、风俗,特别是家庭影响而形成的生活习惯和生活意识,如饮食习惯、作息规律、调适压力的方式等。其中,不良的生活方式,如饮食不节、吸烟、酗酒、吸毒、体育锻炼和体力活动过少、生活节奏紧张、家庭结构异常等,可导致机体内部失调而生病;超速驾驶、骑摩托车不戴安全帽、不遵守交通规则等行为易造成车祸伤亡等。

（五）保健设施因素

卫生保健设施因素,包括医疗保健网络是否健全、医疗保健体系是否完善及群体是否容易获得及时有效的卫生保健和医护等方面的服务。医疗卫生服务是社会用于防治疾病、促进健康的有效手段,医疗卫生服务的工作状况将直接影响人群的健康水平。

三、健康的测量指标

（一）与健康有关的指标体系

1. 与某地区特定人群和全体人群健康状况有关的健康指标。群体健康测量指标如死亡率、发病率、患病率、死因构成比等。

2. 与健康状况直接有关的环境因子指标。

3. 与健康服务有关的指标,如医院设备的使用情况等。

（二）与疾病及卫生政策有关的指标

此指标可分为宏观及微观两个方面。宏观指标是与社会人群的群体健康有关的指标,如卫生政策、经济指标及卫生服务指标等;微观指标是与个体健康与疾病状况有关的指标。

1. 卫生政策指标 包括各种卫生事业发展规划、预防保健网的建立健全等。

2. 社会经济指标 包括人口自然增长率、人均国内生产总值、15 岁以上文盲率、中小学入学率、人均住房面积、大众传播媒体的覆盖率、就业率、人均热量等指标。

3. 预防性卫生服务指标 包括人均卫生费用、每千人卫生人员数、各种卫生服务利用率等指标。

4. 健康状况指标 包括死亡率、出生率、生长发育指标、疾病及健康缺陷指标、行为因素指标等。

5. 心理健康指标 包括人格、智力及情感方面的衡量指标,如人格量表、智力量表等。

6. 个人身心功能健全的健康指标 包括:①健全的自我照顾能力;②不会时刻担心自己身体的健康状况或某个特定部位或器官的健康;③感觉轻松、乐观;④精力充沛、体能的协调与效率良好;⑤享受人生,生活愉悦、踏实;⑥面对问题时,平静松弛,并思考合适的解决问题的方法;⑦食欲好,不偏食;⑧维持相对稳定的体重;⑨规则而充分的睡眠与休息;⑩日常生活有计划,有目的;⑪情绪稳定,面对极端兴奋或失意的情景时,能很快恢复平稳情绪;⑫良好的社交生活及人际关系。

（三）综合指标

如生存质量（quality of life, QOL）,亦称生活质量或生命质量。

1. 生存质量的概念 QOL 最初是一个社会学概念,20 世纪 50 年代由美国经济学家坎伯瑞斯（Calbraith）在其著作《富裕社会》一书中首先提出。后来医学上研究 QOL,就是把 QOL 理论和医学实践联系起来,形成与健康相关的生存质量,它不仅能更全面地反映人们的健康状况,而且能充分体现积极的健康观。

生存质量的概念,至今仍没有公认的定义,多年来,很多学者对其内涵进行了探讨。WHO 将生存质量定义为:生存质量是不同的文化和价值体系中的个体对于他们生活目标、期望、标准,以及所关心事情的有关生活状态的体验,包括个体生理、心理、社会功能及物质状态四个方面。尽管不同的人对生存质量有不同的认识,但有两点基本上得到了公认:

（1）生存质量是一个多维度的概念,包括生理、心理、社会健康状况和主观满意度。

（2）大多数研究者认为 QOL 测量必须包括主观健康指标,主观健康也可称为自

促进健康及
提高生存
质量的
护理活动

我评价的健康,是健康测量和生存质量评价中广泛应用的指标。

2.生存质量的判断标准　生存质量的判断包括躯体健康、心理健康、社会适应能力,也包括其生存环境的状况。其测定的内容目前尚无统一的标准,但主要包括以下几个方面:①躯体状态;②心理状态;③社会关系;④环境;⑤独立程度;⑥精神/宗教/个人信仰等。

第二节　疾　病

一、疾病的概念

疾病是指机体在一定内外因素作用下出现的一定部位的功能、代谢或形态结构的改变,是机体内部及机体与环境间平衡的破坏或正常状态的偏离。如同对健康的认识一样,对疾病的认识也经历了一个不断发展的过程。

1.疾病是鬼神附体　这是在古代生产力低下和认识能力有限的情况下出现的疾病观。这种观点认为:世间有一些超自然的力量存在,疾病是鬼神附体,因此出现了巫与医的结合。

2.疾病是机体阴阳的失衡　这是以原始朴素的自然观来认识疾病。我国传统医学认为人体各部分划分为阴阳两个方面,阴阳协调则健康,阴阳失调则患病,治疗的任务在于恢复阴阳平衡。在西方,著名古希腊医学家希波克拉底创立了"液体病理学",认为人的健康取决于其体内四种基本流质:血液、黏液、黑胆汁和黄胆汁,疾病是四种流质不正常的混合和污染的结果。这些以古代朴素的唯物论和辩证观为基础的疾病理论虽然幼稚,并带有一定的主观猜测性,但能将疾病的发生同人体某些变化联系起来,对医学的形成和发展有着重大而深远的影响。

3.疾病是机体功能、结构和形态的异常　这是在生物医学模式指导下的非常具有影响力的疾病定义,是疾病认识史上人类长期追求对疾病本质的认识和近代自然科学发展的必然结果。在这种疾病观的指导下,许多疾病的奥秘都从本质上得到了揭示,使人类在征服疾病的进程中取得了巨大的进步。然而这个定义也存在局限性,表现在无法解释一些无结构、功能与形态改变的疾病,如精神性疾病等。此外,这种疾病观只强调疾病在机体局部功能、结构或形态上的改变,忽视了机体的整体性。

4.疾病是机体内稳态的破坏　这是整体观指导下对疾病所作的解释,认识到所有生命都以维护内环境的平衡为目的,体内生理过程都是维持内环境的平衡,而疾病过程是机体内环境平衡的紊乱。应该说,将疾病看做机体稳态的破坏,用整体的观点取代了局部的观点,是疾病认识上的又一大进步。

知识链接

疾病的过程

任何疾病都有一个动态发展的过程,在不同阶段有不同的需要和特殊的问题。疾病的过程虽因人而异,但都呈现一个大致相同的发展阶段:易患病期、临床前期、临床期、残障或失能期、死亡。

二、疾病的判定

人一生中或多或少都会有患病的体验。患病是指本人或他人对疾病的主观感受，常常是个体身体心理上的不适、厌恶、不愉快或难受的一种自我感觉和体验。人们对患病的感受和判定受很多因素的影响，如性别、年龄、经历、环境及精神、心理状态等。

（一）疾病判定的方式

一般情况下，个体在判断自己是否患病时通常有以下三种方式：

1. 是否有症状出现　一般人常用疼痛来判定自己是否患病。当身体有疼痛症状出现时，个体便会觉得自己可能有病，尤其是当疼痛非常严重时，个体便会认为自己一定得了什么病。另外，发烧、呕吐、盗汗、心悸、乏力等也是人们判断有病的常见症状。

2. 个体的感觉与直觉　当一个人感觉自己与平时不同或感觉自己不太舒服时，也会认为自己可能患了某种疾病。

3. 是否能进行日常生活、工作和学习　如果一个人在日常生活、工作、学习过程中，精神饱满、思维敏捷、食欲良好、动作轻盈，就会感觉自己身体状态良好，没有患病。而当出现了记忆力减退、情绪低落、注意力不集中、轻微运动后便气喘吁吁时，则会怀疑自己可能患病了。

（二）影响疾病判定的因素

个体对自身是否患病的判断往往会受到许多因素的影响。

1. 自觉症状的严重程度　对自觉症状的判断呈现以下几种趋势：

（1）个体所感觉到的症状越严重，认定自身患病的概率就越高；

（2）不同的教育程度和不同的心理状态对症状严重程度的判定也不尽相同；

（3）当症状影响到正常生活，其妨碍程度越重，个体越会认为自己一定是患了某种疾病；

（4）症状出现的频率、强度、持续的时间和是否复发等也会影响个体对疾病的判断。

2. 年龄与性别　不同年龄的人对疾病的敏感程度不同，青春期的孩子对身体的特殊状况较易产生紧张情绪，老年人对疾病较重视，儿童有时由于表述不清楚而容易被忽视，中年人对某些症状则具有一定的忍耐力。女性与男性相比，对不适感觉较为敏感。

3. 个体经验及对自己身体的关心程度　曾经患过病的人对早期症状会比较了解而反应较快，极其重视身体健康的人对身体出现的异常情况则会更加关注。

4. 周围人群的关注程度　家属或亲友的关心所带来的压力也会影响对疾病的判断。

5. 经济状况　通常情况下，经济条件好的人对自己是否患病会非常重视，也比较容易对症状进行判定。而经济条件差的人则较喜欢以自己的感觉或直觉来加以判定，即便身体出现不适也可能有等待症状自行缓解的心理。

6. 害怕暴露隐私　有些人因担心身体检查的结果会使自己某些隐私被暴露出来，因而即使感到有异常变化，一方面不愿意到医院就诊，另一方面可能会否认自己得病。

7. 文化背景及宗教信仰　不同文化背景和具有不同信仰的人，对患病会有不同的反应。有的人感觉异常时会及时去医院就医，有的人却不去医院就诊，而是去求助神灵。有的人认为患病是有罪，是上帝的惩罚而默默地承受疾病的折磨。

三、疾病的影响

每个人在其生命过程中都要面对疾病，而疾病并不是一个独立的事件，它一旦发生，就会给患者及其家属乃至整个社会带来一定的影响。

（一）疾病对个体的影响

1. 积极的影响 首先，个体患病后，进入患者角色，可暂时解除某些社会以及家庭责任，这样可以安心休养；其次，患病的经验，可以提高个体的警觉性，从而在今后的生活中尽量避免或减少致病因素，如注意改善卫生习惯，注意饮食、起居的合理安排，并且会从事一些促进健康的活动。

2. 消极的影响

（1）身体方面的影响：患病后，由于身体组织器官的病理生理改变，患者会出现各种不同的症状和体征，如疼痛、呼吸困难、心慌、肢体活动障碍等，使患者产生不适感，影响患者的休息和睡眠，甚至影响患者的正常生活和工作。

（2）心理方面的影响：患病后，患者往往会出现一些心理方面的反应，使患者的身体心像发生改变。

身体心像是个人脑海中对自己身体所具有的一种影像。身体心像是自我概念中明显的层面，是个体对于身体外观及功能的主要感受。身体心像会随着身体疾病、意外及文化价值观的变化而不断变化，特别是身体残障，更容易造成患者身体心像的改变，即失去正常身体形象，对身体的结构、功能、外观产生怀疑、退缩、消极及抑郁的态度。身体残障患者产生身体心像改变的原因有：①身体外观的改变，如外伤、烫伤、烧伤、截肢及瘫痪等，会使患者的身体心像完整性遭到破坏，其程度因损伤的位置、范围和后果的不同而有所不同。②身体功能的丧失和障碍，会使患者的正常生活受到影响，身体心像受到威胁。例如，脑梗死所致的半身不遂患者，一侧肢体变得软弱无力，无法正常完成日常生活活动，必须依赖他人的帮助，患者就会感到悲哀，产生挫折感。

（二）疾病对家庭的影响

1. 家庭的经济负担加重 个体患病后，需要去医院就诊或住院治疗，甚至需要手术治疗，这些都会增加家庭开支。如果患者本人是家庭生计的主要承担者，患病会使家庭的经济来源出现问题，更加加重家庭的经济负担。

2. 家庭成员的精神心理压力增加 一方面，个体患病后，特别是患有严重疾病后，家庭的其他成员需要投入更大的精力给予照顾，家庭成员的负担增加。另一方面，患者在疾病过程中所产生的不良心理和异常行为会对家庭成员的精神心理造成刺激，从而形成压力。此外，患病后，患者原有的家庭角色功能需要其他家庭成员来承担，也会增加家属的负担。

3. 家庭成员情绪的变化 当一个人患了重病，特别是不治之症，甚至即将面临死亡，对家庭成员的情绪影响很大。有的家庭成员甚至不能接受和面对这一残酷的现实，会出现许多情绪反应，如情绪低落、悲伤、气恼、失望、无助感等。

（三）疾病对社会的影响

1. 对社会经济的影响 疾病对整个社会经济也会造成巨大的影响，2001年10月，在世界卫生组织发表的《宏观经济学与健康经济发展的健康投入》报告中明确提出，疾病阻碍社会经济稳定与发展有三个途径：第一，疾病减少预期的健康寿命年数，而这种疾病是可以预防与避免发生的；第二，疾病影响父母对孩子的投资；第三，疾病反过来对社会消费（商业）与社会基础建设投资产生抑制作用，这一作用往往大于对劳动者生产力的影响。由此可见，疾病不仅对个人和家庭产生重大影响，对社会经济的影响同样不容忽视。

预防疾病的
措施

2. 对社会健康状况的影响　个体患病也是一种社会问题。疾病可能导致伤残失能，使患病者工作时间减少，失去或降低工作能力，影响社会生产力。某些疾病可能带来严重的社会问题如艾滋病，一些疾病的出现可能对整个社会的健康状况造成危害甚至引发社会恐慌，如传染性非典型肺炎（SARS）等。

第三节　健康与疾病的关系

健康和疾病都是人生命过程中最为关注的现象，对于健康和疾病的关系，目前的观点是：健康和疾病可在个体身上同时存在，即一个人可能在生理、心理、社会的某个方面处于低水平的健康状态或疾病状态，但在其他方面却是健康的。可见，健康和疾病之间有时很难找到明显的界限，存在过渡形式，是动态的，不是绝对的。

一、健康—疾病连续相模式

在健康—疾病连续相模式中，健康是指人在不断适应内外环境变化过程中所维持的生理、心理、情绪、精神、智力及社会等方面的动态平衡状态；疾病则是指人的某方面功能较之以前的状况处于失常的状态。健康—疾病连续相即指健康与疾病为一种连续的过程，处于一条连线上，其活动范围从濒临死亡至最佳健康。健康—疾病连续相模式（图5-1）。

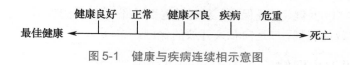

图 5-1　健康与疾病连续相示意图

健康—疾病连续相表明，无论健康或是疾病都是一种经常改变的状态，任何人任何时候的健康状况都会在此连续相两端之间的某一点上占据一个位置，且时刻都在动态变化之中，如某人某日感觉身心愉悦、精力充沛、办事效率高，其健康状况即偏向最佳健康侧；如果某一天因为熬夜赶任务，第二天就可能会出现全身不适、头晕目眩或注意力无法集中等情况，此时就会转向健康不良侧；经过身体调整和休息后，不适症状便会消除，精力恢复，故又重新转向较佳的健康一侧。

从健康—疾病连续相可以看出，连续相上的任何一点都是个体身体、心理、社会诸方面功能的综合表现，而非单纯的生理上有无疾病。如一个生理功能正常而有行为紊乱、社会适应不良的人，其在连续相上所占的位置更多地偏向于健康不良侧。护士有效地认识并应用此模式，可以帮助服务对象明确其在健康—疾病连续相上所处的位置，并协助其充分发挥各方面功能，从而尽可能达到良好的健康状态。

二、健康与环境相互影响坐标模式

人类的一切活动都离不开环境,人类的健康与环境状况息息相关,一方面人们通过自身的应对机制在不断地适应环境,通过征服自然与改造自然来不断改善和改变自己的生存与生活环境;另一方面环境质量的优劣又不断地影响着人们的健康(图 5-2)。

当一个人健康不良且环境状况也欠佳时,此人的病情会逐渐加重;而当个体健康状况良好且环境恶劣时,其健康状

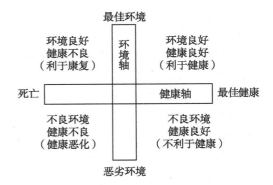

图 5-2 健康与环境相互影响坐标

况会向健康不良方向转变;若身体欠佳但环境良好时,有利于康复;而既有良好的环境且健康状况良好时,个体将处于最佳的健康状态,这是人们追求的理想境界。

第四节 健康与保健

现代护理已由"以疾病为中心"转变为"以人的健康为中心",保健与疾病预防工作日益受到重视,成为护理工作的重要内容。21 世纪护理的首要任务就是促进健康、预防疾病和实施初级卫生保健。

一、保健的概念

保健是保护人体健康之意,即维持和促进人的健康,是指为了提高健康水平而对个人或群体采取预防、医疗和康复措施。保健的实质在于寻找和消除破坏人体与环境之间平衡状态的各种因素,维护、修复或重建被破坏的健康平衡,增加健康潜能。保健可分为:社区保健、自我保健、家庭保健以及不同人群的保健。它有两个层次,一是向公众开放的保健,二是向私人开放的保健。

二、初级卫生保健

(一)概念

初级卫生保健(primary health care,PHC)是世界卫生组织于 1978 年 9 月在前苏联的阿拉木图召开的国际初级卫生保健大会上提出的概念。初级卫生保健是人们所能得到的最基本的保健照顾,包括疾病预防、健康维护、健康促进及康复服务。实施初级卫生保健是实现"2000 年人人享有卫生保健"目标的基本途经和基本策略。

初级卫生保健就是最基本的、人人都能得到的、体现社会平等权利的、人民群众和政府都能负担得起的卫生保健服务。广义的初级卫生保健概念包括以下四层含义:

1. 从居民的需要和利益来看 初级卫生保健是居民最基本的、必不可少的,是居民团体、家庭、个人均能获得的,费用低廉、群众乐于接受的卫生保健。

2. 从它在卫生工作中的地位和作用来看 初级卫生保健应用了切实可靠的方法和技术,是最基层的第一线卫生保健工作,是国家卫生体制的一个重要组成部分和基

础，以大卫生观念为基础，工作领域更宽，内容上更加广泛。

3．从政府职责和任务来看 初级卫生保健是各级政府及有关部门的共同职责，是各级人民政府全心全意为人民服务、关心群众疾苦的重要体现，是各级政府组织有关部门和社会各界参与卫生保健活动的有效形式。

4．从社会经济发展来看 初级卫生保健是社会经济总体布局的成果组成部分，必须与社会经济同步发展，是社会主义精神文明建设的重要标志和具体体现，是农村社会保障体系的重要组成部分。

（二）主要政策

1．初级卫生保健的八项任务

（1）教育社区民众如何面对和防治当前存在的主要健康问题；

（2）改善食物供给和提供合理营养；

（3）提供充足的饮水和基本的环境卫生；

（4）提供妇幼保健和计划生育服务；

（5）提倡预防接种，防止传染病的散播，做好传染病的防治工作；

（6）预防和控制地方性流行病；

（7）提供常见病和外伤的治疗和护理；

（8）提供基本必需的药物。

2．具体工作内容

（1）预防性服务：包括计划生育、妇幼保健、计划免疫、青少年保健、中老年保健等。

（2）保护健康的服务：包括净化空气、保持食品卫生、保持饮水卫生、搞好劳动环境的卫生和安全等。

（3）促进健康的服务：包括减少吸烟、减少酒类及药品滥用、增进营养、运动与体型适度、控制心理及精神压力等。

三、卫生保健服务策略

（一）人人享有卫生保健

1977 年，世界卫生组织在瑞士日内瓦召开第 30 届世界卫生大会，此次大会确立了世界卫生组织和各国政府的主要目标：到 2000 年使世界所有人的健康状况能在社会和经济两方面都享有卓有成效的水平，即"2000 年人人享有卫生保健"。WHO 确立的 21 世纪人人享有卫生保健的总目标为：

1．使全体人民增加期望寿命和提高生活质量；

2．公平地在国家间和国家内部改进健康；

3．使全体人民利用可持续发展的卫生系统提供服务。

（二）健康新视野

面对全球人口的不断增加，人口结构的改变以及老年人口比例增加等一系列问题，1994 年，WHO 西太平洋地区办事处提出了"健康新视野"的战略框架，并于 1995 年发表"健康新视野"重要文献，文献明确提出健康保护与健康促进是未来的两个核心概念。未来的工作方向必须将侧重点从疾病本身转向导致疾病的危险因素和促进健康方面来；卫生干预必须以人为中心，以健康为中心。健康保护是指在承认人类生命脆弱性的前提下，向人群提供必要性的技术援助，防止各种有害因素对健康的损害。健康促进是指个人与其家庭、社会和国家一起采取措施，鼓励健康行为，增强人们改进和处理自身健康问题的能力。西太平洋地区的工作方针要求，采取强调个人责任的办法，鼓励和促进人们采取健康的生活方式，并保证给人们提供一种高质量的生活环境。"健康新视野"的具体实施从以下三个方面来考虑：①生命的培育；②生命的保护；③晚年的生活质量。

（三）健康城市

1. 健康城市的起源　健康城市是世界卫生组织面对 21 世纪城市化问题给人类健康带来挑战而倡导的新的行动战略，它起源于 1985 年世界卫生组织欧洲地区专署的"健康城市项目"。城市化是当今全球发展的总趋势，城市的发展给人类生活、工作带来很大方便，促进了世界经济的快速发展。然而，城市建设，尤其是工业化城市面临着社会、卫生、生态等诸多方面的问题，这些问题逐渐成为威胁人类健康的重要因素。为此，WHO 在 1986 年首次提出健康城市战略，1986 年第一个健康城市在里斯本诞生。1996 年 WHO 针对全球的迅速城市化以及城市卫生状况，从保障社会的健康发展出发，制订了健康城市发展规划，提出了健康城市的标准。

2. 健康城市的概念　1992 年 WHO 给健康城市的定义是：城市应该是由健康的人群、健康的环境和健康的社会有机结合发展的一个整体，应该能改善其环境，扩大其资源，使城市居民能相互支持，以发挥最大潜能。

3. 健康城市的标准　WHO 根据世界各国开展健康城市活动的经验和成果，公布了健康城市的 10 大标准，具体规定了健康城市的内容，同时指出各国也可根据本国国情做出相应的调整，内容如下：

（1）为市民提供清洁安全的环境。

（2）为市民提供可靠和持久的食品、饮水、能源供应，具有有效的清除垃圾系统。

（3）通过富有活力和创造性的各种经济手段，保证市民在营养、饮水、住房、收入、安全和工作方面的基本要求。

（4）拥有一个强有力的相互帮助的市民群体，其中各种不同的组织能够为了改善城市健康而协调工作。

（5）能使其市民一道参与制定涉及他们日常生活、特别是健康和福利的各种政策。

（6）提供各种娱乐和休闲活动场所，以方便市民之间的沟通和联系。

（7）保护文化遗产并尊重所有居民（不分民族或宗教信仰）的各种文化和生活特征。

（8）把保护健康视为公众决策的组成部分，赋予市民选择有利于健康行为的权力。

（9）做出不懈努力争取改善健康服务质量，并能使更多市民享受健康服务。

（10）能使人们更健康长久地生活和少患疾病。

（孙　敏）

 复习思考题

1. 何谓健康？何谓疾病？

2. 影响疾病判定的因素有哪些？

3. 举例说明健康与疾病是一个动态、连续变化的过程。

第六章

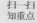
课件
06章PPT

护理学基本理论

 学习要点

扫一扫
知重点

1. 系统、需要、压力、压力源、适应、应对、成长与发展的概念；

2. 系统论、需要层次理论、压力与适应理论、成长与发展理论的主要内容及其在护理工作中的应用；

3. 系统的特征、压力的防卫、适应的层面及方式；

4. 自理模式、适应模式、保健系统模式和日出模式的主要内容；

5. 能熟练应用常用的护理理论指导护理实践。

　　护理理论是对护理现象和活动本质与规律的总结和描述，是在护理实践中产生并经过护理实践验证的理性认识体系。护理理论是护理专业的独特理论知识体系，是护理学科发展与成熟的重要标志。护理理论可以准确、清晰、全面地描述和解释护理现象及现象间的关系，指导护理实践，预测护理活动的结果。学习和掌握护理理论，以护理理论为护理实践的行动指南，有助于拓宽知识领域，寻找护理领域的盲点，形成系统的、有序的、整体的护理观，帮助护士更加明确护理专业实践的理论基础，进一步提高护理人员的专业素质和增强其专业信念。

第一节　护理支持理论

一、系统理论

　　系统一词，来源于古希腊语，是由部分构成整体的意思。系统作为一种思想体系，早在古代就已有萌芽，但作为一种观点、一种理论，则由美籍奥地利生物学家贝塔朗菲提出。在贝塔朗菲的倡导下，20世纪60年代以后，系统理论得到广泛发展，其理论与方法已渗透到许多自然和社会领域。依据系统论的观点，护理的服务对象——人，是一个系统。人由生理、心理、社会文化等部分组成，同时又是自然、社会环境中的一部分。系统论为护理学提供了将人、环境和健康联系为一体的理论基础。

（一）系统的概念

系统是由若干相互联系、相互作用的要素所组成的具有一定结构和功能的有机整体。这个定义有两层意义：一是指系统是由一些要素所组成，这些要素之间相互联系、相互作用；二是指每个要素均有自己独特的结构和功能，但这些要素集合起来构成一个整体后，又具有各单独要素所不具备的整体功能。比如大到我们生活的宇宙，小到细胞都是系统。

（二）系统的分类

自然界与人类社会存在着千差万别的各种系统，人们可以从不同角度进行分类。常用的分类方法有以下几种：

1．按人类对系统是否施加影响分类　系统可分为自然系统和人造系统。自然系统是自然形成、客观存在的系统，不具有人为的目的性和组织性。如生态系统、人体系统等。人造系统是为达到某种特定目的而人为创建起来的系统，如护理质量管理系统、计算机软件系统等。现实生活中，大多数系统是自然系统和人造系统相结合的产物，称为复合系统，如医疗系统。

2．按系统与环境的关系分类　可将系统分为封闭系统和开放系统。封闭系统是指不与周围环境进行物质、能量和信息交换的系统。绝对的封闭系统是不存在的，只有相对的、暂时的封闭系统。开放系统是指与周围环境不断进行物质、能量和信息交流的系统。如人体系统、医院系统。开放系统和环境的交流是通过输入、转换、输出和反馈的动态过程来实现的（图6-1）。开放系统通过输入、输出和反馈与环境保持协调与平衡，并维持自身的稳定。

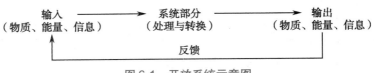

图6-1　开放系统示意图

3．按系统的运动状态分类　可将系统分为动态系统和静态系统。动态系统是指系统的状态会随着时间的变化而变化，如生态、生物系统。静态系统是指系统的状态不随时间的变化而改变，具有相对稳定性的系统，如一个建筑群。静态系统只是具有相对稳定性，绝对静止不变的系统是不存在的。

（三）系统的基本属性

1．整体性　指系统的整体功能大于各要素功能的总和。系统是由每一个具有独特结构和功能的要素构成，但系统的功能不是各要素的简单相加。只有在一定条件下，各要素以一定方式有机结合起来，构成一个整体时才具有了孤立要素所不具有的整体功能，任何一个要素的功能都不能完全体现系统的整体功能，但要增强系统的整体功能，就要提高每个要素的能量，充分发挥每个要素的作用。因此，系统整体的功能大于并且不同于各组成部分之和，系统中各部分协调作用完成其整体功能。

2．相关性　指系统各要素之间是相互联系、相互制约的，其中系统的任何一个要素的性质或功能发生变化，都会引起其他要素甚至系统整体性质或功能的变化。

3．层次性　系统是一个具有复杂层次的有机体，系统的组成要素称为该系统的子系统，系统本身又是更大系统的子系统。对于某一个系统来说，它既是由某些要素组成,同时,它自身又是组成更大系统的一个要素。如将人视为一个系统,人的器官细胞就是人的子系统,而人又是更大系统——家庭的一个子系统(图6-2)。系统的层次之间存在着支配和服从的关系,高层次往往是主导力量,低层次往往是基础结构。

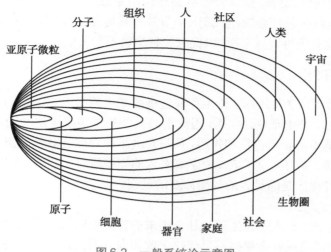

图6-2　一般系统论示意图

4．动态性　系统是随着时间的变化而变化的,系统的运动、发展和变化过程是动态性的具体反映。系统为了生存与发展,通过内部各要素的相互作用,需不断调整自己的内部结构,并不断与环境进行互动。

5．目的性　每一个系统都有明确的目的,不同的系统有不同的目的和功能。系统结构不是盲目建立的,而是根据系统的目的和功能需要来设立各子系统,建立各个子系统之间的关系。

（四）系统理论在护理中的应用

1．形成了人是开放系统的理念　护理的工作对象是人,人是一个整体,是一个自然、开放、动态的系统,同时是具有主观能动性的系统。在护理工作中,应将人看成是一个整体的开放系统,既考虑通过调整人体系统内部,使其适应周围环境;又要改变周围环境,使其适应系统发展需要,促使机体功能更好地运转。

2．构成了护理程序的理论框架　护理程序是临床护理工作中的基本工作方法,是由护理评估、护理诊断、护理计划、护理实施、护理评价五个要素组成的开放系统。在这个系统中,护士通过护理评估,输入护理对象原来的健康状况,通过评估、诊断、计划、实施的转换过程,输出经护理后护理对象的健康状况,通过评价护理效果,收集患者基本资料,决定护理活动终止或继续进行。因此,系统理论构成了护理程序的理论框架。

3．促进了整体护理体系的形成　用系统的观点看,人是由生理、心理、社会、精神、文化组成的统一体。人的生理、心理、社会等方面相互依存、相互作用,人生命活动的基本目标是维持人体内外环境的协调与平衡。当机体的某一器官或组织发生病变时,仅给予疾病的护理是不够的,还应提供包含生理、心理、社会等要素的整体性照顾,即整体护理。从某一次系统的问题想到可能导致的其他次系统的问题,从生理疾患想到可能引起的心理问题,从患者的情绪、心理障碍考虑到潜在的躯体症状。由此可见，系统论促进了整体护理体系的形成。

4.为护理管理者提供理论支持　护理系统是一个动态的、开放的系统，包括临床护理、护理教育、护理科研等一系列相互关联、相互作用的子系统，它们之间的功能相互影响。护理要发展，护理管理者必须运用系统方法使其内部各要素之间相互协调；同时护理系统是社会的组成部分，与外界环境相互作用、相互制约，所以护理系统还需与其他系统协调与平衡，以促进护理学科不断发展。

二、需要理论

护理的对象是人，人具有维持生存和健康最基本的需求，如果这些需求未获得满足，将会出现机体失衡而导致疾病，因此学习人类基本需要层次理论，可以帮助护理人员充分认识基本需要的特征和作用，预测并满足护理服务对象的需要，维持和促进服务对象的健康。许多心理学家、哲学家对人的需要进行了研究，提出了不同的需要理论。护理的过程应是满足人的健康需要的过程。

（一）需要的概念

需要又称需求，是人脑对生理与社会要求的客观反映，是指生物体处于缺乏或不足状态时，想去满足或补充那些不足或缺乏的倾向。因此，需要是维持生命不可或缺的基本条件。当人们的生理、心理和社会的需要出现缺乏状态时，如果机体的自动平衡倾向能让缺乏得到满足，就不产生需要，如果缺乏得不到满足，则产生需要。只有当缺乏得到满足，人体才能达到健康的平衡状态。反之，个体则可能陷入紧张、焦虑、愤怒等负性情绪中，导致人体失去平衡而产生疾病。

（二）需要层次论

在众多的人类基本需要理论中，其中最著名且应用最为广泛的是美国心理学家马斯洛所提出的需要层次理论。他将人的基本需要按其重要性和发生的先后顺序排成五个层次，并形象地用"金字塔"形状来进行描述（图6-3）。

1.生理需要　是人类最基本的需要，包括食物、空气、睡眠、排泄、休息等。生理需要是人类与生俱来的最基本的维持人的生命与生存的需要，在一切需要未得到满足之前，生理需要应首先考虑。但当生理需要满足时，它就不再成为个体行为的动力，个体就会产生更高层次的需要。反之，一个人被生理需要控制时，其他需要会被推到次要地位。生理需要又称最低层次的需要。

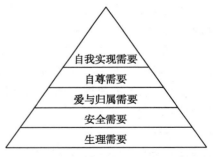

图6-3　马斯洛基本需要层次理论示意图

2.安全需要　指安全感、避免危险、生活稳定、有保障，包括生理安全和心理安全两部分。生理安全是个体需要处于生理上的安全状态，需要受到保护，避免身体上的伤害；心理安全是指个体需要有一种心理上的安全感，希望得到别人的信任，并避免恐惧、焦虑和忧愁等不良情绪。安全需要普遍存在于各个年龄期，尤以婴儿更易察觉。

3.爱与归属的需要　是指个体需要去爱别人，去接纳别人，同时也需要被别人爱，被集体接纳，从而建立良好的人际关系，产生所属团体的归属感。此需要表明了人渴望亲密的感情，若这一需要得不到满足，人便会感到孤独、空虚。

4. 自尊的需要 个体对自己的尊严和价值的追求。自尊有双重含义，一是拥有自尊心，有自我依赖，接纳自己，视自己是一个有价值的人；另一层含义则是被他人尊敬，得到他人的认同和重视。尊重的需要得到满足，使人产生自信、感到有价值、有能力。尊重需要得不到满足，人便会产生自卑、软弱、无能等感觉。

5. 自我实现的需要 是指一个人有充分发挥自己才能与潜力的要求，是力求实现自己理想和抱负的需要，并借此得到满足感。它是最高层次的需要，上面所述四种需要的满足都是为了这个最高的需要形式。它是所有低层次的需要得到基本满足后，才出现并变得强烈，其需求的程度和满足方式有很大的个体差异。

（三）需要层次论的基本观点

1. 人的需要从低到高有一定层次性，但不是绝对固定的。

2. 需要的满足过程是逐级上升的。当低层次需要满足后，就向高层次发展。这五个层次需要不可能完全满足，层次越高，满足的百分比越小。

3. 人的行为是由优势需要决定的。同一时期内，个体可存在多种需要但只有一种占支配地位，但优势需要是在不断变动的。

4. 各层次需要相互依赖，彼此重叠。较高层次需要发展后，低层次的需要依然存在，只是对人行为影响的比重降低而已。

5. 不同层次需要的发展与个体年龄增长相适应，也与社会的经济与文化教育程度有关。

6. 高层次需要的满足比低层次需要满足的愿望更强烈，同时，高层次需要的满足比低层次需要的满足要求更多的前提条件和外部条件。

7. 人的需要满足程度与健康成正比。在其他因素不变的情况下，任何需要的真正满足都有助于健康发展。

知识链接

求知需要和审美

马斯洛在 1970 年修订的《动机与人格》一书中，还提到了另外两种需要，即求知需要和审美需要。求知需要是指个体认识和理解自身及周围世界的需要。审美需要指对秩序、对称、完整结构及行为完美的需要。尽管马斯洛提到的这两种需要也是人类普遍存在的共有的需要，但认为尚无足够证据证实它是人类的基本需要。

（四）需要层次理论在护理中的应用

1. 需要理论对护理的意义 需要理论对护理思想与活动有着深刻的影响和指导意义，马斯洛的人类基本需要层次论在护理领域得到了广泛应用。它使护理工作者认识到，护理的任务就是满足护理对象的需要。它对护理实践的指导意义在于：

（1）帮助识别护理对象未满足的需要：在护理实践中应用人类基本需要层次理论指导护理工作，有助于护士识别服务对象未满足的需要，找出护理问题。护士按照需要层次论可系统地收集护理对象的基本资料，并进行归纳与整理，以识别不同层次尚未满足的需要。通常，根据基本需要层次论的一般规律，充分理解整体护理的意义，满足服务对象不同层次的需要，帮助这些未满足需要的护理对象解决健康问题。

（2）帮助确定应优先解决的健康问题：护士按照基本需要的层次，识别问题的轻、重、缓、急，按照基本需要层次论的内容及其层次间的关系，以确定需要优先解决的健康问题。

（3）帮助预测护理对象未感觉到或未意识到的需要：护士按照需要层次理论给予帮助，防止问题的发生，以达到预防疾病的目的。

（4）帮助更好的理解护理对象的言行：需要层次论有助于护士更好地理解护理对象的言行。如患者住院后思念幼小的女儿，这是爱与归属的需要；因化疗而脱发的患者，夏天戴帽子或头巾等饰物，是尊重需要的表现。

2．帮助护理对象满足基本需要 人在健康状态下可依靠自己满足需要，但在患病时情况就发生了变化。一方面疾病可导致个体某些需要增加，而另一方面个体满足自身需要的能力却明显下降。因此需要护理人员作为一种外在的支持力量帮助护理对象满足需要。护理人员必须了解个体在疾病状态下有哪些特殊需要以及这些需要对健康的影响，设法满足护理对象的需要。

（1）生理需要：疾病状态常使个体的基本生理需要得不到满足而表现为营养失调、排泄失禁、缺氧等，甚至可能导致护理对象的死亡。护理工作的重点是了解护理对象的基本需要，采取有效措施予以满足。

（2）安全需要：护理对象患病期间由于环境的变化、舒适度的改变，会感到生命受到威胁而使安全感明显降低。他们既寻求医护人员的保护、帮助，又担心医疗失误的发生。护理人员应加强各方面的健康教育，避免各种损伤的因素，提高诊疗护理水平，增强护理对象的自信心和安全感。

（3）爱和归属的需要：护理对象住院期间，由于与亲人的分离和生活方式的变化，爱和归属的需要变得更加强烈，他们希望亲人能对自己表现更多的爱和理解，也为自己不能像健康时那样施爱于亲人而痛苦。护理人员要通过细微、全面的护理，与护理对象建立良好的护患关系，使护理对象感受到护理人员的关怀和爱心，同时要加强同其家属、亲友沟通，应该鼓励家属探视，满足护理对象归属和爱的需要。

（4）自尊的需要：疾病可导致个体某些方面能力下降甚至丧失，使个体的自我概念紊乱，影响其对自身价值的判断，担心自己成为别人的负担，担心被轻视等。护理人员在与护理对象的交往中应注重护理对象的感受，尊重护理对象的隐私权，同时应充分调动护理对象的自我护理能力以增强护理对象的自尊感。

（5）自我实现的需要：此需要在患病期间最受影响且最难满足。疾病不可避免地导致个体暂时或长期丧失某些能力，不得不离开学习和工作岗位。常使护理对象陷入失落、沮丧，甚至悲观、绝望的情感状态。这种不良情感反过来又会使个体的健康状况进一步恶化。护理的功能是保证低层次需要的满足，为自我实现需要的满足创造条件。在此基础上，护理人员应鼓励护理对象表达自己的个性、追求，帮助护理对象认识自己的能力和条件，战胜疾病，为达到自我实现而努力。

3．满足护理对象需要的方式

（1）直接满足护理对象的需要：对暂时或永久性丧失自我满足需要能力的护理对象，护理人员应及时采取有效措施，满足护理对象的基本需要，以减轻痛苦，维持生命。

（2）协助满足护理对象的需要：对一些具有一定自我满足需要能力的护理对象，护理人员可根据具体情况指导护理对象尽量依靠自己的力量满足需要，同时有针对性地提供必要的帮助和支持，以提高护理对象的自护能力，促进护理对象早日康复。

（3）间接满足护理对象的需要：对那些有自护能力，但缺乏知识、信息和专业技术的护理对象，护理人员可通过健康教育、咨询等方式帮助他们增进自护的能力和知识，从而间接满足其需要。

无论护士通过哪种方式满足护理对象的需要，其最终目的都是希望他们能独立满足自我需要。

三、压力与适应理论

压力是每个人在一生中都会有的体验。随着现代社会生活节奏的加快，人们对生活中的压力感受已越来越明显。某些心身疾病，如溃疡病和高血压等与压力密切相关。因此，护士应该运用压力和适应的理论，观察和预测护理对象的心理及生理反应，并采取各种护理措施避免和减轻压力对护理对象的影响，提高护理对象的适应能力，促进护理对象恢复身心健康。

（一）相关概念

1．压力　又称应激或紧张，是一个比较复杂的概念，不同学科对压力有不同的解释。"压力学之父"汉斯·塞利从生物学角度认为，压力是环境中的刺激所引起的人体的一种非特异性反应。目前普遍认为，压力是个体对作用于自身的内外环境刺激做出认知评价后引起的一系列非特异性的生理及心理紧张性反应状态的过程。

2．压力源　又称应激源或紧张源，是指任何能够对机体施加影响并使之产生压力反应的内外环境的刺激。常见的压力源如下：

（1）一般性压力源

1）生物性因素：各种微生物，如细菌、病毒和寄生虫等。

2）物理性因素：温度、光、声、放射线和外力等。

3）化学性因素：强酸、强碱和化学药品等。

（2）生理、病理性压力源

1）正常生理功能变化：如青春期、妊娠期和更年期改变等，或基本需要未满足，如饥渴、疲劳、疼痛、疾病和活动等。

2）病理性改变：如创伤、手术、缺氧和脱水等刺激。

（3）心理、社会性压力源：如生活中重大不幸事件的发生，家庭或工作中的人际关系不协调；工作或学习的过度紧张，如应付考试、竞赛等；地理环境的改变，如搬家、旅行、住院等；还有一些正向的但却带来重大变化的事件，如结婚、生子、毕业分配等。

3．压力反应　压力源作用于个体时，个体出现的一系列表现称为压力反应。压力反应主要表现在以下方面：

（1）生理反应：如心率加快、血压升高、呼吸加快、掌心出汗、手足发凉、需氧量增加、肌肉张力增加、免疫力降低等。

（2）心理反应：主要包括心理冲突、情绪反应等。①心理冲突是指两种或两种以上不同方向的动机、情绪、态度、目标及反应同时存在，个体难以抉择，表现为不安、痛苦的心理紧张状态。②情绪反应是指人因喜、怒、哀、恐所表现出的反应，主要的负面情绪有焦虑、忧郁、否认、发怒、怀疑、依赖、自卑、孤独、恐惧、注意力不集中等。

（3）认知反应：负面的认知反应主要表现为感知混乱、思维迟钝麻木、非现实性理想、自我评价丧失等。

（4）行为反应：负面的行为反应主要表现为逃避与回避、敌对与攻击、退化与依赖、固执与僵化、物质滥用等。

（二）压力反应的一般性规律

人们面对压力会出现上述多种表现。根据不同情况下对压力源和压力反应的研究得出以下结论：

1．多种压力源可以引起同一种压力反应。

2．不同的人对同样的压力源，反应可有差异，而对极端的压力源如灾难事件，大部分人的反应方式是类似的。

3．大多数人都能设法避免外伤、疼痛、过高或过低温度等一般性的压力源。

4．压力反应的强度和持续时间取决于既往的经历、社会交往及该情景对个体的意义等。

（三）对压力的防卫

每个人对压力做出的反应是不同的，个体的压力反应取决于个体对压力的感知及其应对能力和条件，也就是说，压力源并无绝对的强弱度。一般来说，没有适当防卫能力的人，所经受的压力相对严重，甚至会导致疾病的发生。因此，除自然防卫能力以外，个体还可以通过学习获得一些新的应对技能，借此主动处理所面临的压力情况。以下防卫模式，有助于人们避免严重压力反应。

1．对抗压力源的第一线防卫——生理、心理防卫

（1）生理防卫：包括遗传素质、一般身体状况、营养状况、免疫能力等。如完整的皮肤可以防止体内水分、电解质和其他物质的丢失；健全的免疫系统可保护我们免受病毒和细菌的侵袭；而营养不良者，即使受轻伤也容易感染。

（2）心理防卫：指心理上对压力做出适当反应的能力。人们常常在潜意识的状态下运用一种或多种心理防卫机制，以解除情绪冲突、避免焦虑和解决问题，是自我保护行为。机体常用的心理防卫机制有：

1）退化：个体的行为回到以前的发展阶段，而不适合目前的发展阶段。如一个成年人遇到某种事情，坐在地上大哭大闹。

2）合理化：从多个理由中选出合乎自己需要的理由加以强调，以维持自尊和避免内疚，如谚语"吃不到葡萄说葡萄酸"。

3）否认：拒绝承认那些会对自身造成威胁的事实，是个体面临突如其来事件的常见反应，如当个体听说自己身患癌症时，拒绝承认自己患有癌症。

4）转移：将对某一对象的情感或行为转移到另一个较能接受的代替对象身上。

5）补偿：个体用其他方面的成功或出众来弥补某些方面的缺陷。

6）升华：有意识地将个人的精力从烦恼的事件或无法实现的目标转向较为崇高的方面。

2．对抗压力源的第二线防卫——自力救助　如果压力反应严重，个体第一线防卫相对较弱时，会出现一些身心应激反应，此时就必须使用自力救助的方法来对抗或控制压力反应，以减少急、慢性病的发展机会。自力救助的内容包括以下四个方面：

（1）正确对待问题：首先识别压力的来源，进行自我评估。如当一个人工作压力大、人际关系差时，不要否认问题的存在，应针对问题采取应对方法。应对的方法是

设法改变情境，若不可能改变压力源，至少可以改变自己的感受和反应。例如，考试临近、学习压力太大，可以安排一定时间放松。总之，要及早找出压力源并及时处理，不要否认问题的存在而任其滋长，这对身心健康是很重要的。

（2）正确处理情感：当人们遭受压力后，常出现焦虑、紧张、挫折、生气或其他情绪情感。这些情感体验持续时间过久会对个体的身心造成伤害，因此，应及时进行处理。处理的方法是首先找出引起这些情感体验的原因，有哪些伴随的生理反应，如食欲缺乏、心悸、失眠等；其次，是要承认这些情感，并进行认真地分析、排解，恰当地处理好自己的情绪，如与朋友交谈或适当运用心理防卫机制等。

（3）利用可能的支持力量：当个体经受压力时，如果有一个强有力的社会网予以支持，可有效地帮助其度过困境。如一个人因某些事件感到焦虑时，若能与一个有过类似经验并能设身处地为其设想的朋友交谈，是很有益处的。此外，寻求有关的信息也能减轻焦虑，如介绍肿瘤护理对象参加癌症俱乐部。一般而言，社会支持网中的重要成员可以是父母、配偶、子女和好友等，也可向有关的专业机构寻求支持。

（4）减少压力的生理影响：良好的身体状况是有效抵抗压力源侵入的基础，因此，提高人们的保健意识，如养成良好的生活卫生习惯、注意改善营养状况等有助于加强第一线防卫。此外，传统的气功疗法、松弛锻炼以及一些娱乐活动，如音乐欣赏、阅读、太极拳、散步等均是帮助人们解脱压力的实用方法。

3. 对抗压力源的第三线防卫——专业辅助　当强烈的压力源突破了个体的第一、第二防线后导致个体出现身心疾病时，就必须及时寻求医护人员的帮助，由医护人员提供针对性的治疗和护理，如给予药物治疗、物理治疗和心理治疗等，并给予必要的健康咨询和教育来提高个体的应对能力，以利于其康复。第三线防卫是非常重要的，若个体不能及时获得恰当的专业帮助，会使病情加重或演变成慢性疾病，如溃疡性结肠炎、慢性忧郁症等。而这些疾病本身又可成为新的压力源，加重护理对象负担，并进一步影响其身心健康。如果防卫失效，其结果甚至可能导致护理对象死亡。

（四）对压力的适应

1. 适应的概念　适应是指压力源作用于机体后，机体为保持内环境的平衡而做出改变的过程，是生物体得以生存和发展的最基本特性，是区分于非生物体的重要特征之一。当人遭遇各种压力源时，都会想办法去应对，其目的就是适应。当试图去适应它，若适应成功，身心平衡得以维持和恢复；若适应有误，就会导致患病。因此，适应是生物体调整自己以适应环境的能力，是机体维持内环境稳定、应对压力源和健康生存的基础。

2. 适应的层次　人类的适应包括以下四个层次：

（1）生理适应：生理适应是指机体通过调整体内生理功能来适应外界环境的变化对机体需求的增加。

1）代偿性适应：外界对人体的需求增加或改变时，人体就会做出代偿性的变化。如进行慢跑锻炼的人，初期会感到身体有压力，出现心跳加快、呼吸急促、肌肉酸痛等不适，但坚持一段时间后，这些感觉就会逐渐消失。这是因为体内器官的功能慢慢地增强，适应了跑步对身体所增加的需求。

2）感觉的适应：指人体对某种固定情况的连续刺激而引起的感觉强度的减弱。

如持续嗅某一种气味,感觉强度会逐渐降低,人们很快就习惯了这种气味而适应。另外,适应有时可表现为感觉灵敏度的降低,这是固定刺激或持续反应引起的。还有感觉的适应,如"久入芝兰之室而不闻其香"正是此适应的表现。

（2）心理适应:心理适应是指人们感到心理有压力时调整自己的态度去认识压力源,摆脱或消除压力,以恢复心理上的平衡。一般可运用心理防卫机制或学习新的行为(如松弛术)来应对压力源。如癌症护理对象平静接受病情,积极配合治疗;丧失亲人后从悲痛中解脱出来面对生活等都是良好的心理适应。

（3）社会文化适应:社会文化适应是指调整个人的行动使之与各种不同的群体或其他文化相协调,包括与所处的家庭、专业集体、社会集团等的信念、习俗及规范相适应。如不同家庭有不同的生活、饮食习惯,新组成的家庭,有关成员必须相互适应。与其他民族、宗教、异地的概念、思想、传统和习俗相适应,如"入乡随俗"就是一种社会文化的适应。

（4）技术适应:技术适应是指人们在使用文化遗产的基础上创造新的科学工艺和技术,以改变周围环境,控制自然环境中的压力源。同时,现代技术又制造了不少新的压力源,如水、空气和噪声污染等,需进一步研究和适应。

（五）压力与适应理论在护理中的应用

压力对健康的影响是双向性的,它既可以损害健康,也可以有益于健康。应用压力与适应理论可帮助护士正确认识护理对象和自身压力,并动员足够资源缓解压力,促进身心健康。此外,护理人员在护理护理对象的同时,也要学习自我应对压力的技巧,减轻工作中的压力刺激。

1. 护理对象的压力与应对策略

（1）护理对象常面对的压力源

1）陌生的环境:护理对象对医院环境的陌生,饮食不习惯,对负责自己的医生和护士不熟悉,对住院的作息制度不适应等。

2）疾病的威胁:护理对象感受到严重疾病造成的威胁,担心自己可能罹患了难治或不治之症,或即将手术,有可能致残等。

3）信息的缺少:护理对象对所患疾病的诊断、治疗及即将采取的护理措施不清楚,对医护人员所说的医学术语不能理解,自己提出的问题不能得到医护人员耐心的解答等。

4）自尊的丧失:护理对象因疾病丧失自理能力而依赖他人的照顾,不能独立完成进食、如厕、沐浴、穿衣等日常活动,且必须卧床休息,不能按自己的意志行事等。

5）与外界隔离:护理对象与所熟悉的家庭环境、工作环境隔离,不能与家人和朋友谈心,与病友、护士之间无共同语言、缺乏沟通,感到自己不被医护人员重视等。

（2）帮助护理对象应对压力的策略

1）为护理对象创造轻松的休息环境:护士应为护理对象创造一个整洁、安全、安静、舒适的病室环境。热情主动接待护理对象,介绍自己、主治医生、同室病友及医院的环境和规章制度,使护理对象消除由于恐惧、不安和孤独带来的心理压力。同时可指导患者进行放松训练,对已经感受到较大压力的患者进行放松训练,如深呼吸训练、固定视物深呼吸训练、听音乐或患者喜欢听的自然声音、渐进性肌肉放松训练、引导想象放松训练、言语暗示放松训练等。

2) 协助适应护理对象角色：护士对护理对象要表示接纳、尊重、关心和爱护，使其尽快适应护理对象角色。①心理疏导：鼓励患者通过各种方式宣泄内心的痛苦感受，如用语言、书信、活动等形式宣泄心理压力。因人而异与各类护理对象进行沟通，倾听他们的诉说，并给予解释、引导和安慰，释放其心理压力。②鼓励参与：对住院护理对象，激发其兴趣，克服依赖心理，让护理对象参与治疗和护理计划，使疾病得到早日康复。③培养自立：对恢复期护理对象，要避免护理对象角色强化，启发护理对象对生活树立信心，早日重返社会。

3) 提供有关疾病的信息：护士将有关疾病的诊断、治疗、护理及预后等方面的信息及时恰当地告知护理对象，减少护理对象的焦虑及恐惧情绪，并增加护理对象的自我控制及安全感。

4) 协助保持良好的自我形象：护理对象因疾病的影响，自理能力下降，有的不能正常进行洗漱、梳理、穿着、饮食等，活动也受到一定限制，常使护理对象感到失去自我而自卑。护士应尊重护理对象，关心、体贴、照顾护理对象，协助护理对象生活护理，保持护理对象整洁的外表，改善自我形象，使他们获得自尊和自信。

5) 协助护理对象建立良好的人际关系：护士应鼓励护理对象与医护人员、同室病友交往，融洽相处。动员社会支持系统（领导、同事、亲人、朋友）的关心、帮助，使护理对象感到周围人对他的关爱和重视，从而达到心理平衡、心情愉悦。

2. 护士的工作压力与应对策略

（1）护士的工作压力：人人都有产生压力和疲惫感的可能，而护理人员的工作压力更大、更明显。因此，应用压力与适应理论，识别护士面对的压力源，并通过调节，适应工作中的压力，具有重要的社会意义。护士常面对的压力源有：

1) 紧张的工作性质：护士工作事关人民的生命与健康，护士常面临急危重症抢救与监护，这注定了护理工作的紧张忙碌和责任重大。

2) 沉重的工作负荷：人们的医疗保健需求日益增长，而各级各类医疗机构护士编制数量往往不足，护士的工作负荷包括脑力和体力两个方面，导致护士需超负荷工作。护士要频繁倒班，扰乱了人的正常生理节律，对护士的身心、家庭生活和社交活动都产生不良影响。

3) 复杂的人际关系：医院是一个复杂多变的环境，护士面对的是经受疾病折磨、心理状态和层次不同的护理对象，要应对护理对象及家属焦虑、恐惧、悲伤、愤怒等情绪变化，这必将增加护士的心理压力。同时，医护关系也是主要的压力源，由于社会上部分人仍对医生更尊重和认可，认为护士只是医生的助手，使护士对自身的价值产生怀疑。同时，工作中医护协调上的冲突，也会使护士产生压力。

4) 高风险的工作环境：医院环境中的致病因子，如细菌、病毒、核辐射的威胁、药物的不良反应等，使护士在客观上常面临感染的危险和其他医源性损伤；另外，担心发生差错事故会威胁护理对象身心健康，护士必须为此承担相应的法律责任，这种高风险也给护士带来很大的心理压力和工作压力。

（2）护士适应工作压力的策略

1) 正确认识压力并创造一种平衡：树立正确的职业观，对工作压力进行积极的评估，树立"适度的压力有好处"的观点，充分了解自我，设立现实的期望和目标。掌握必要的心理健康知识，学会应付各种压力的心理防御技巧。

2）加强学习，提高自身业务技能：护士应参加继续教育，不断提高专业知识与技能水平，提高自我调节、解决问题等应对压力的能力。

3）动用社会支持系统：护士在面临压力时可向亲属、朋友、同事倾诉，宣泄压力、寻求帮助；也要善于利用领导和上级主管部门的支持，给护士提供更多深造的机会，提高护士的待遇，合理调配人员，避免护士从事非专业性工作，以免造成护士人力资源的浪费。

4）应用放松技巧：护士应注意培养一些轻松、健康的兴趣与爱好，在工作之余得以放松。在面临压力时，可采用适宜的自我调节的方法，如听音乐、散步、阅读、应用放松技巧等。

5）大力宣传和树立护理队伍中的先进典型，对做出突出贡献的护士实施奖励，推动全社会尊重护士的良好风尚，提高护士地位。妥善处理各种人际关系，减少因人际关系紧张或冲突带来的压力。

四、成长与发展理论

成长与发展（growth and development）又译为生长与发育。根据整体护理的观点，人类的成长与发展是一个自然的不断变化的动态过程，它包括生理、心理、社会、认知、情感、道德、精神等方面。成长发展理论源于发展心理学，主要研究整个生命过程中个体身心变化与年龄的关系。护理人员的服务对象包含从出生到死亡的所有年龄组的个体，学习成长发展理论，有助于护理人员了解不同年龄段个体的发展特点，从而提供全方位的护理。关于人的成长与发展的理论有很多，现以护理领域中广泛使用的有关人在心理社会方面的成长与发展理论作介绍。

（一）弗洛伊德的性心理学说

弗洛伊德（Sigmund Freud）是奥地利著名的精神病学家及精神分析学家，精神分析学派的创始人，被誉为"现代心理学之父"。他通过精神分析法观察人的行为，创立了性心理发展学说。弗洛伊德学说包含三大理论要点：

1. 意识层次理论　弗洛伊德认为意识是有层次的，可分为意识、前意识、潜意识。意识是人们直接感知的心理活动；潜意识是人们没有意识到的深层心理活动；前意识介于意识和潜意识之间。

意识、潜意识、前意识是人的基本心理结构，在个体适应环境的过程中各有其功能。意识保持着个体与外部现实联系和相互作用；潜意识使个体的心理活动具有潜在的指向性，潜意识中潜伏的心理矛盾和心理冲突等，常常是导致个体产生焦虑乃至心理障碍的症结。

2. 人格结构理论　弗洛伊德认为在分析人的心理活动的基础上，人格由三部分组成，即本我、自我和超我。

（1）本我：处于潜意识深处，是人格最原始的部分，是潜意识欲望的根源，包含遗传的各种内容，与生俱来。本我受快乐原则支配，目的在于争取最大的快乐和最小的痛苦。

（2）自我：是大脑中作用于本我与外部现实的一种特殊结构，其功能是在本我的冲动和超我的控制发生对抗时进行平衡。自我考虑现实、遵循现实原则。

（3）超我：大部分存在于意识中，是人格中最理性的部分，由良心和自我理想两部分组成。其特点是按照社会规范、伦理、习俗等来辨明是非和善恶，从而对个体的动机进行监督和管制，使其行为符合社会规范和要求。

发展的过程就是人格结构的这三部分相互作用结果的反映。如果能彼此调节，和谐运作，个体就会发展成一个有良好适应能力的人；如果失去平衡，就会演变成心理异常。

3．人格发展理论 主要论述了性心理的发展，他认为：人类是倾向自卫、享乐和求生存的，其原动力是原欲，又称本能冲动。人的一切活动是为了满足性本能，但条件环境不允许人的欲望任意去满足，人的本能被压抑后，会以潜意识的方式来表现，从而形成了性压抑后的精神疾患或变态心理。他将性心理发展分为五个阶段：口欲期、肛欲期、性蕾期、潜伏期和生殖期，每个时期的特点及护理应用见表6-1。

表6-1 弗洛伊德性生理发展的五个阶段与护理应用

阶段	年龄	特点	护理应用
口欲期	0~1岁	口部成为快感来源的中心	喂养可为婴儿带来快乐、舒适和安全感。因此喂养应及时，而且方法得当
肛欲期	1~3岁	肛门和直肠成为快感来源的中心	对大便的控制和最终排泄可为小孩带来快感和一种控制感。因此在对小孩大小便训练时，应留给他以愉快的经历，并适当鼓励，以利于健康人格的发展
性蕾期	3~6岁	生殖器成为快感来源的中心	孩子对异性父母的认识有助于日后建立起自己正确的道德观与良好的两性关系，因此应鼓励他对性别的认同
潜伏期	6~12岁	精力主要放在智力活动与身体活动上	鼓励小孩追求知识，认真学习与积极锻炼
生殖期	12岁以后	能量和精力逐步转向建立成熟的异性关系上	鼓励自立、自强和自己做决定

（二）艾瑞克森的心理社会发展学说

艾瑞克森（Erik Erikson）是美国哈佛大学的一位心理分析学家及人类发展学教授，是弗洛伊德的学生。1950年，他根据自己的人生经历及多年从事心理治疗的经验，在弗洛伊德性心理发展学说的基础上，提出了解释整个生命历程的心理社会发展学说。

艾瑞克森的理论强调文化及社会环境在人格发展中的重要作用，他认为人的发展包括生物、心理及社会三个方面的变化过程。他将人格发展分为八期：婴儿期、幼儿期、学龄前期、学龄期、青春期、青年期、成年期和老年期。每一时期都有一个主要的心理社会危机需要面对，危机就是个体逐渐成熟的自我与社会之间的一种普遍冲突。危机处理得好与不好将导致正性或负性的社会心理发展结果。艾瑞克森的心理社会发展过程见表6-2。

运用艾瑞克森学说，有助于护士了解人的生命全过程的心理社会发展规律。护士可根据危机的正性或负性解决指标评估护理对象的表现，分析其在相应的发展阶段上的心理社会危机及其解决情况，从而采取不同的护理方式，帮助护理对象顺利解决各发展阶段的危机，预防人格发展障碍或心理危机，促进人格的健康发展。

表6-2　艾瑞克森的心理社会发展过程

阶段	年龄	危机	正性解决指标	负性解决指标
婴儿期 （口感期）	出生～18个月	信任对不信任	学会相信别人	不信任、退缩或疏远别人
幼儿期 （肛-肌期）	18个月～3岁	自主对羞愧	学会自控而不失自尊，能与人共处	过度自我约束或依从别人的行为
学龄前期 （生殖运动期）	3～6岁	主动对内疚	敢于有目的地去影响和改变环境，并能评价自己的行为	缺乏自信，态度消极，怕出错，过于限制自己的活动
学龄期 （潜在期）	6～12岁	勤奋对自卑	能求得创造与自我发展，并能控制自己的世界	对自己失望，并从学校的学习及同学的交往中退缩下来
青春期	12～18岁	自我认同对角色紊乱	有自我认同感及发展自身潜能的计划	角色模糊不清，难以进入角色要求
青年期	18～35岁	亲密对孤独	能与异性建立起亲密关系，对工作与家庭尽职尽责	缺乏人际交往，逃避工作或家庭中的责任
成年期	35～65岁	创造对停滞	富有创造性，生活充实，关心他人	纵容自己，自私，缺乏责任心与兴趣
老年期	65岁以上	完善对失望	感到一生值得，能乐观对待死亡	失望感，鄙视他人，追悔往事，消极

（三）皮亚杰的认知发展学说

皮亚杰（Jean Piaget）是瑞士一位杰出的心理学家和哲学家，他通过对儿童行为的详细观察发展了认知发展学说。他认为儿童思维的发展并不是由教师或父母传授给儿童的，而是通过儿童与环境相互作用，经同化和顺应两个基本认知过程而形成。每个人都有一个原有的认知结构，又称为基模。当个体面临某个刺激情境或困难情境时，个体企图用原有的认知结构去解决，这种认知经历称同化。若原有认知结构不能对新事物产生认知，个体只有通过改变或扩大原有的认知结构，以适应新的情况，这种认知心理过程称顺应。皮亚杰将认知发展过程分为四个阶段。

1. 感觉运动期　0～2岁，此期是儿童思维的萌芽，通过感觉和运动，如吸吮和抓握等，来认识周围的世界。此期分为六个亚阶段，即反射练习期、初级循环反应期、二级循环反应期、二级反应协调期、三级循环反应期和表象思维开始期。

2. 前运思期　2～7岁，此期是儿童的思维发展到了使用符号的水平，即开始使用语言来表达自己的需要，但思维尚缺乏系统性和逻辑性。以自我为中心，观察事物时只能集中于问题的一个方面而不能持久和分类。

3. 具体运思期　7～11岁，在此期，儿童摆脱自我为中心，能同时考虑问题的两个方面或更多方面，如能接受物体数目、长度、面积、体积和重量的改变。想法较具体，初步形成了逻辑思维能力。

4. 形式运思期　11岁起，思维能力开始接近成人水平，能进行抽象思维和假设推理。但此期青少年是另一种新的自我为中心的阶段，且富于想象，迷恋科学幻想，凭想象而虚构的世界与现实社会可能会有很大差别。

皮亚杰的认知发展学说被护理工作者广泛应用在对儿童教育及与儿童沟通上。如在儿童教育方面提倡启发式教学，为儿童设定具体问题让其自行解决，避免灌输式教学；又如在与儿童沟通时应采用其能理解的语言，避免抽象难懂的词句，从而达到有效的沟通。

第二节　常用的护理模式

20 世纪 50 年代以后，在借鉴其他学科理论的基础上，护理理论家们通过积极尝试和不断探索，相继建立的护理学的理论或模式，从不同角度对护理现象进行解释，对护理核心概念进行描述，对概念之间的关系进行逻辑推测，为护理学理论知识体系的建立和发展做出了积极的贡献。本章主要介绍奥瑞姆自理理论、罗伊适应模式、纽曼的保健系统模式和莱宁格的跨文化护理理论。

一、奥瑞姆的自理理论

自理理论是由美国著名护理理论家罗西娅·奥瑞姆（Dorothea E. Orem）于 1971 年提出的。论述了人在自理方面的局限、自理缺陷与健康的关系及其护理需要，并在以后的数十年中得到了进一步完善和发展，在护理教育、科研和临床中得到了广泛应用。

知识链接

罗西娅·奥瑞姆简介

罗西娅·奥瑞姆 1914 年出生于美国的马里兰州，1932 年在华盛顿 Providence 医院护士学校学习并获得护理大专学位，后来分别于 1929 年和 1945 年获得了美国的天主教大学的护理学学士及护理教育硕士学位，1976 年获得了乔治城大学的荣誉博士学位。奥瑞姆一生担任过临床护士、护士长、护理部主任、护理教育者、护理研究者等多职，在临床护理、护理教育和管理方面有着丰富的经验。

（一）奥瑞姆自理理论的内容

奥瑞姆的自理理论包括相关的三个理论结构：自我护理理论结构、自理缺陷理论结构和护理系统理论结构。

1. 自我护理理论结构　人是一个有自理能力的自理体，当自理需要小于或等于自理体的自理能力时，人就会自理。

（1）自理：即自我照顾，是个体为维持生命，确保自身的结构完整和功能正常，维护生长发育的需要，所采取的一系列自发性调节活动。自理是人类的本能，是连续而有意识的活动。正常成年人都能进行自护活动，但婴幼儿以及健康受影响的个体，如护理对象、残疾人则需要不同程度的帮助。

（2）自理能力：即自我照顾的能力。这种能力受年龄、健康状况、接受教育的程度、信仰和生活方式等很多因素的影响，通过学习可以不断提高和发展，在不同时期和不同情况下其自理能力是不同的。

（3）自理主体：是指能完成自理活动的人。在正常情况下，健康成人的自理主体是其本人；而儿童、护理对象或残疾人等由于自身自理能力受限，不能独立承担自理主体，故他们的自理主体部分是自己，部分是健康服务人员或照顾者。

（4）自理总需要：是指在特定时期内，个体自理活动的总称，包括一般性的、成长发展的和健康不佳时的自理需要。

（5）治疗性自理需要：是个人通过正确而有效的途径以满足自己的发展及功能需要。

2. 自理缺陷理论结构　自理缺陷理论是奥瑞姆自理理论的核心部分。奥瑞姆认为在某一特定的时间内，个体有特定的自理能力及自理需要，当个体的这种自理需要大于自理能力时，就会出现自理缺陷。这时，个体为恢复平衡就需要借助外界的力量，即护士的帮助。因此，自理缺陷的出现是个体需要护理照顾和帮助的原因（图6-4）。

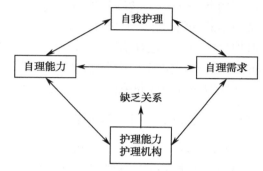

图6-4　Orem自理缺陷理论结构示意图

3. 护理系统理论结构　奥瑞姆阐述的护理系统理论结构中指出，护理活动依据自理需要和自理能力缺陷程度而定，为了有助于确立护理职责范围及护士和护理对象的角色与行为，根据护理对象的自理需求和自理能力的不同，设计了三种补偿系统：

（1）全补偿护理系统：护理对象完全没有能力自理，需要护士进行全面帮助。护理应保证满足其所有的基本需要，包括氧气、水、营养、排泄、个人卫生、活动等，适用于病情重危需绝对卧床休息、昏迷、智能低下及高位截瘫护理对象等（图6-5）。

（2）部分补偿护理系统：根据个体自理能力的不同，护理人员给予适当的帮助，以满足需要。在自理操作时，护士与护理对象共同参与，有些护理对象能满足大部分自理需要，但某些情况下需要不同程度的帮助，如近期手术后的护理对象在如厕及走路等方面需要协助（图6-5）。

（3）支持教育系统：护理对象有能力执行或学习一些必需的处理方法，但必须在护士的帮助下才能完成。帮助的方法有支持、指导、教育护理对象或提供促进发展的环境，以提高自理能力。如糖尿病护理对象通过学习，掌握控制饮食、检查尿糖的方法等（图6-5）。

（二）奥瑞姆关于护理四个基本概念的阐述

1. 人　奥瑞姆认为，人是由躯体、心理和社会等方面组成的整体，有审视自己及环境的能力。人同时有自理能力，这种能力不是先天的，而是通过学习经验得到的。

2. 健康　健康是一种身体、心理、精神与社会文化的完美状态。人的健康可能处于健康与疾病动态过程中的任何一部分，自理能力对维持健康状态是必要的。因此，在不同的时间会有不同的健康状态。健康就是一种最大限度的自理。

3. 环境　奥瑞姆认为，存在于人的周围并影响人的自理能力的所有因素均为环境。人生活在社会中希望能自我管理，对不能满足自理需要的人，人们会提供帮助。因此，自我照顾和帮助他人都是社会认可的有意义的活动，护理正是体现了这种价值观，是社会非常需要的活动。

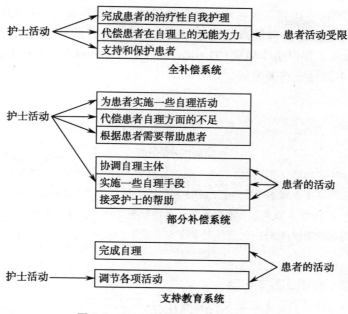

图 6-5 Orem 的自理理论结构示意图

4. 护理 护理是一门科学、艺术与技术相结合的学科。护理的目的是克服或预防自理缺陷发生和发展的活动，并为自理需求不能满足的个体提供帮助。个体的健康状况及自我照顾的能力决定其对护理需求的多少。它是一种服务，一种帮助人的方式，是帮助人获得自理能力的过程，而不是有形商品。

（三）奥瑞姆自理理论与护理实践的关系

奥瑞姆自理理论被广泛地应用于临床护理实践、护理教育、护理科研等各个领域。奥瑞姆认为，将自理理论与护理程序有机地结合起来，通过设计好的评估方法及工具，评估服务对象的自理能力及自理缺陷，以帮助服务对象更好地达到自理，可将护理工作方法分以下三步：

1. 评估服务对象的自理能力和自理需要 护士可通过收集资料确定服务对象为什么需要护理，其自理需要、自理能力等，自理需要与自理能力之间的关系等。同时确定需要采取哪些护理措施以满足服务对象的自理需要。在此阶段，必须评估服务对象及家属的自理能力，以便使他们参与护理活动，尽快达到自理。

2. 设计适当的护理系统 根据前一阶段评估的服务对象的自理需要和自理能力，在全补偿系统、部分补偿系统和支持教育系统中选择一个恰当的护理系统，并结合服务对象治疗性自理需求的内容制订详细的护理计划以达到恢复和促进健康、增进自理能力的目的。

3. 执行和评价 按照第二步中设计的方案实施护理。在执行过程中，此阶段要求护士不断观察护理对象的反应，评价护理效果，根据护理对象自理需求和自理能力的变化，及时调整护理系统，修改护理方案。

二、罗伊的适应模式

适应模式是美国护理理论家卡利斯塔·罗伊（Sister Callista Roy）提出的。罗伊在攻读硕士学位期间注意到儿童在成长发展阶段的心理变化及对环境的适应能力及潜能,认识到适应是描述护理的最佳途径,因此不断地进行此方面的研究。在 1964～1966 年之间形成了罗伊适应模式(The Roy adaptation model),并在此后的许多年对该模式进行了不断地完善及发展。

知识链接

卡利斯塔·罗伊简介

卡利斯塔·罗伊 1939 年 10 月 14 日生于美国加利福尼亚州洛杉矶市,1963 年毕业于洛杉矶的圣玛丽学院,取得了护理学学士学位,1966 年取得了加利福尼亚大学的护理学硕士学位,并分别于 1973 年及 1977 年取得了加利福尼亚大学的社会学硕士及博士学位。其工作经历包括儿科护士、圣玛丽学院护理系主任、医院的护理部主任等。

(一)罗伊适应模式基本内容

罗伊认为,适应模式是围绕人的适应行为,即人对周围环境中的刺激的适应,模式的基本结构及内容见图 6-6。人作为一个系统始终处于内部和外部的各种刺激中,要不断地从生理、心理两个层面调节,以适应内外环境的变化,维持自身在生理功能、自我概念、角色功能和相互依赖方面的完整,从而保持健康。

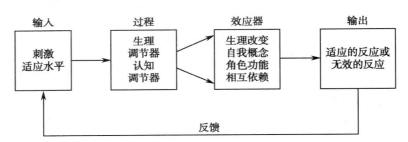

图 6-6　Roy 的适应模式基本结构

1. 刺激　指能够引起人某种反应的内部或外部的任何信息。刺激可分为三类:主要刺激、相关刺激、固有刺激。主要刺激即当时面对的,需要立即应对的;相关刺激是一些诱因性的刺激,或对当时有影响的刺激;固有刺激是原有的,构成本人体质性的刺激,这些刺激可能与当时的情况有一定的关系。如心绞痛可能是三种刺激综合引起的,心肌供血不足是主要刺激,护理对象的年龄、体重、血脂浓度是相关刺激,而护理对象的吸烟史和工作压力是固有刺激。

2. 适应水平　是输入的一部分,如果刺激在人适应区内,则人可能适应,如刺激在人的适应区外,则人不能适应刺激。

3. 应对机制　指个体对环境的变化,进行先天或后天学习得来的反应方式。对于各种刺激,人们通过应对机制完成自身系统的调节过程,人有两种调节机制。

(1)生理调节:当刺激作用于机体时,机体通过神经 - 化学 - 内分泌途径进行调节来发挥作用。

(2)心理调节:当刺激作用于机体时,机体通过大脑皮质接受信息,经过学习、判断和情感变化等复杂过程进行的调节来发挥作用。

人是一个完整的个体，遇刺激时，可以单独发生某一方面的调节，但生理和心理调节共同发挥作用更常见。

4. 效应器　个体的调节结果主要反映在四个方面的效应器上，分别是：

（1）生理功能：通过生理调节来适应内、外环境的变化，维持生理功能的稳定，包括与氧合、营养、排泄、活动与休息、体温调节、体液与电解质的平衡、神经与内分泌等需要和功能相关的适应性反应。生理功能适应方式反映个体的生理完整性。

（2）自我概念：是个体对自己的看法，包括躯体自我和个人自我。躯体自我是个体对自己的外形、容貌、身体功能的感知与评价。个人自我是对自己能力、气质、性格、理想、道德、社会地位等心理社会方面的感知与评价。自我概念的适应方式主要通过改变认知、调整期望值等来适应环境的变化。自我概念适应方式反映人的心理完整性。

（3）角色功能：是指个体对其承担的社会角色应尽职责的表现。角色是个人所承担的社会责任，一个人同时可以承担多种角色。角色功能反映个体的社会完整性，角色扮演得好，则表示社会功能完整。

（4）相互依赖：是指个体与其重要关系人和各种支持系统相互间的依存关系，包括爱、尊重、支持、帮助、付出和拥有。个体面对难以应对的刺激时，常需要从相互依赖的关系中寻找帮助和情感支持。相互依赖适应方式反映个体人际关系的完整性。

5. 输出　可以是适应性反应或无效性反应。

（1）适应性反应：人能适应刺激，并维持了自我的完整统一。

（2）无效性反应：不能适应刺激，自我完整统一受到损害。

人在面对刺激时能否做出有效的反应取决于其适应水平，但是个人的适应能力和水平不是固定不变的，而是随着时间、环境、条件的不同而变化。

（二）罗伊关于护理四个基本概念的阐述

1. 人　罗伊认为，人作为一个有生命的系统，处于不断与环境互动的状态，在这种互动变化中每个人都需要适应，并必须保持完整性。因此，人是一个适应系统。

2. 健康　是个体"成为一个完整和全面的人的状态和过程"。罗伊认为，健康也是人的功能处于对刺激的持续适应状态，若个体能不断适应各种改变，即能保持健康，故可认为健康是适应的一种反映。

3. 环境　罗伊认为，环境是由人体内部和外部的所有刺激构成，将环境定义为"围绕并影响个体或群体发展与行为的所有情况、事件及影响因素的综合"。环境中包含主要刺激、相关刺激和固有刺激。这些刺激通过输入途径输入人这个适应系统。

4. 护理　罗伊认为，护理应先明确目标，然后再进行护理活动。护理的目标是增进人在生理功能、自我概念、角色功能和相互依赖四个方面的适应性反应。护士在了解个体的适应水平和所有作用于个体的环境刺激的基础上，通过控制个体面临的各种刺激，减小刺激强度，或通过扩展人的适应范围，提高人的适应水平，最终使所有刺激都落在人的适应范围之内，使人的适应水平高于刺激强度，从而能够从容应对刺激，促进适应性反应的发生。

（三）罗伊适应模式与护理实践的关系

罗伊适应模式被广泛地应用在临床护理实践中，她认为护士的主要任务是采取各种方式控制影响服务对象的刺激,扩大服务对象的适应范围,改善服务对象的适应方式,促进服务对象的适应。根据适应模式,将护理的工作方法分为六个步骤,包括一级评估、二级评估、护理诊断、制定目标、干预和评价。

1. 一级评估　一级评估又称行为评估,是指收集与生理功能、自我概念、角色功能和相互依赖四个方面有关的输出性行为,故又称行为评估。通过一级评估,护士可判断护理对象的行为反应是适应性反应还是无效反应。

2. 二级评估　二级评估是对影响护理对象行为的三种刺激因素进行评估,即主要刺激、相关刺激、固有刺激的评估。通过二级评估,可帮助护士明确引发护理对象无效反应的原因。

3. 护理诊断　护理诊断是对护理对象适应状态的陈述或诊断。护士通过一级评估和二级评估,可明确护理对象的无效反应及其原因,进而可推断出护理问题或护理诊断。

4. 制定目标　制定目标是对护理对象经护理干预后应达到的行为结果的陈述。制定目标时护士应注意尽可能与护理对象共同制定并尊重护理对象的选择,且制定可观察、可测量的和可达到的目标。

5. 护理干预　护理干预是护理措施的制定和落实。护理干预可通过改变或控制各种作用于适应系统的刺激,即消除刺激、增强刺激、减弱刺激或改变刺激,使其全部作用于个体适应范围内。干预也可着重提高人的应对能力,扩大适应范围,使其全部刺激能作用于适应范围以内,以促进适应反应。

6. 评价　护士应将干预后护理对象的行为改变与目标行为相比较,确定护理目标是否达到,找出未达到的原因等,然后根据评价结果再作计划的修订与调整护理干预措施。

佩皮劳的人际间关系理论

三、纽曼的保健系统模式

贝蒂·纽曼(Betty Neuman)是美国一位杰出的护理理论家、精神卫生护理领域开拓者。纽曼1970年提出了健康系统模式,此后,纽曼对其模式又进行了多次的完善与修改。该模式广泛应用于指导社区护理及临床护理实践。

知识链接

贝蒂·纽曼简介

　　贝蒂·纽曼于1924年生于美国俄亥俄州,1947年接受护理大专教育,1957年获公共卫生护理学学士学位,1966年获精神卫生学硕士学位,1985年获临床心理学博士学位。她曾从事临床护士、护士长、护理部主任、公共卫生护士、精神病咨询专家、护理系教授及主任等工作。

（一）纽曼的保健系统模式内容

　　纽曼的健康系统模式是围绕压力与系统而组织的,是一个综合的、动态的、以开放系统为基础的护理概念性框架。该模式主要考虑压力源对人的作用及如何帮助人应对压力源,发展及维持最佳的健康状况。模式重点叙述了四部分内容:与环境互动的人、压力源以及面对压力源人体做出的反应以及对压力源的预防。

1. 人 纽曼认为,人是与环境持续互动的开放系统,称为服务对象系统。这个系统的结构可以用围绕着一个核心的一系列同心圆来表示其结构(图6-7)。在该理论框架的指导下,护士可以利用各级预防的护理干预方法,促进护理对象的健康。

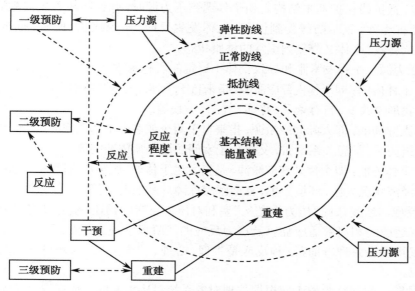

图 6-7 纽曼人体结构及整体观示意图

(1)核心部分:从图中可以看出,核心部分为基本结构,是机体的能量源。它由生物体共有的生存基本因素组成,如解剖结构、生理功能、基因类型、反应类型、自我结构、人之能力、体内各亚系统的优势与劣势等。基本结构和能量源受人的生理、心理、社会文化、精神与发展这五个方面功能状态及其相互作用的影响和制约。当能量源储存大于需求时,个体保持机体的稳定与平衡。

(2)弹性防线:又称动态防御线,为最外层虚线圈,位于机体正常防线之外,充当机体的缓冲器和滤过器,常常处于波动之中。一般来说,弹性防线距离正常防线越远,弹性防线越宽,其缓冲、保护作用就越强。弹性防线受个体生长发育、身心状况、认知技能、社会文化、精神信仰等影响。失眠、营养不足、生活欠规律、身心压力过大等都可削弱其防御效能。因此,弹性防线的主要功能是防止压力源入侵,缓冲、保护正常防线。

(3)正常防线:为弹性防线内层的实线圈,位于弹性防线和抵抗线之间。机体的正常防线是人在其生命历程中建立起来的健康状态或稳定状态,它是个体在生长发育及与环境的互动过程中对环境中压力源不断调整、应对和适应的结果。因此,正常防线的强弱与个体在生理、心理、社会文化、精神与发展等方面对环境中压力源的适应与调节程度有关。与弹性防线相似,正常防线也是动态的,只是变化速度慢得多。当健康水平增高时,正常防线扩展;健康状态恶化,则正常防线萎缩。若压力源侵犯到正常防线,个体发生应激反应,可表现出稳定性降低和疾病。

(4)抵抗线:为紧贴基本结构外层的一系列虚线圈。由支持基本结构和正常防线的一系列已知和未知的因素构成,如白细胞、免疫功能和其他生理机制。当压力源入侵到正常防线时,抵抗线被无意识地激活,若抵抗线功能能有效发挥,它可促使个体恢复到正常防线的健康水平；若抵抗线功能失效，可导致个体能量耗竭，甚至死亡。

以上三种防御机制，既有先天赋予的，也有后天学习的，抵抗效能取决于个体心理、生理、社会文化、精神、发展五个变量的相互作用。三条防御线中，弹性防线保护正常防线，抵抗线保护基本结构。当个体遇到压力源时，弹性防线首先被激活，若弹性防线抵抗无效，正常防线受到侵犯，人体发生反应、出现症状，此时，抵抗线被激活，若抵抗有效，个体又恢复到正常的健康状态。

2．压力源　是引发紧张和导致个体不稳定的所有刺激。纽曼将压力源分为：

（1）个体内的：即个体内部应激源，指来自于个体内与内环境有关的压力，如愤怒、悲伤、自我形象改变、自尊紊乱、疼痛、气急、失眠等。

（2）人际间的：即人际间应激源，指来自于两个或多个个体之间的压力，如夫妻关系、上下级关系、护患关系紧张，父母与子女间的角色期望冲突等。

（3）个体外的：即个体外部应激源，是指发生于体外、距离比人际间压力源更远的压力，如经济状况欠佳、环境陌生、社会医疗保障体系的变革等。

3．反应　纽曼认同"压力学之父"塞利对压力反应的描述，赞同其提出的压力可产生全身适应症和局部适应症以及压力反应的三阶段学说。纽曼进一步提出：压力反应不仅局限在生理方面，这种反应是生理、心理、社会文化、精神与发展多方面的综合反应。

4．预防　纽曼认为护士应根据护理对象系统对压力源的反应采取三种不同水平的预防措施。

（1）一级预防：适应于人对压力源没有发生反应时，一级预防目的是防止压力源侵入正常防线，保持人作为一个系统的稳定性，促进及维护人的健康。主要措施可采取减少或避免与压力源接触、巩固弹性防线和正常防线来进行预防。

（2）二级预防：适用于压力源已经穿过正常防御线后，人的动态平衡被破坏，出现症状或体征时。二级预防的目的是减轻和消除反应、恢复个体的稳定性并促使其恢复到健康状态。护理的重点是帮助服务对象早期发现、早期治疗。

（3）三级预防：适用于人体的基本结构及能量源遭到破坏后。用于加强抵抗线。护理的重点是帮助服务对象恢复及重建功能，减少后遗症，并预防压力源的进一步损害，目的是进一步维持个体的稳定性、防止复发。

（二）纽曼关于护理四个基本概念的阐述

1．人　纽曼认为，人作为一个系统，是整体的、多维的，是为了寻求平衡与和谐而与环境相互作用的开放系统，是由生理、心理、社会文化、精神及发展组成的整体。护理的对象不仅指个体，还包括家庭、社会团体和社区。各变量相互关联并与环境中的应激源相互作用。

2．环境　所有影响人的内外环境因素均属于环境。人与环境相互影响，环境对人可能有积极或消极的影响。人体内部的、外部的、人际的压力源是环境的重要组成部分。

3．健康　是一种动态的、从疾病到强健的连续过程，是任何时间点上个体身、心、社会文化、精神与发展等各方面的稳定与和谐状态。健康就如一种"活能量"，当机体产生和储存的能量多于消耗时，个体的完整性、稳定性增强，逐步走向强健；而当能量产生与存储不能满足机体所需，个体的完整性、稳定性减弱，健康渐逝，并逐渐走向衰竭、消亡。

4. 护理　纽曼认为"护理是关注影响个体应激反应的所有相关变量的独特的专业"。护理是通过有目的的干预，来减少或避免影响最佳功能状态发挥的压力因素和不利状况，以帮助个体、家庭和群体获得并保持尽可能高的健康水平。护理的主要任务就是保存能量，恢复、维持和促进个体的稳定性、和谐性与平衡性。

（三）纽曼的保健系统模式与护理实践的关系

纽曼发展了以护理诊断、护理目标和护理结果为步骤的独特的护理工作步骤。

1. 护理诊断　护士首先需要对个体的基本结构、各防线的特征以及个体内、个体外、人际间存在的和潜在的压力源进行评估，然后再收集并分析个体在生理、心理、社会文化、精神与发展各个方面对压力源的反应及其相互作用资料，最后就其中偏离健康的方面做出诊断并排出优先顺序。

2. 护理目标　护士以保存能量，恢复、维持和促进个体稳定性为护理原则，与服务对象及家属一起，共同制定护理目标及护理措施并设计预期护理结果。将三级预防护理原则贯穿其中，利用一级预防、二级预防、三级预防中的一个或多个作为护理干预措施来规划和组织护理活动。

3. 护理结果　是护士对干预结果进行评价并验证干预有效性的过程。评价内容包括个体内、个体外、人际间因素是否发生了变化，压力源本质及优先顺序是否改变，机体防御功能是否有所增强，压力反应症状是否得以缓解等。根据评价和验证的结果进一步修订和调整护理计划和护理措施。

四、莱宁格的跨文化护理理论

马德琳·莱宁格（Madeleine M.Leininger）是美国著名的跨文化护理理论的创立者，也是世界跨文化护理协会的创始人。莱宁格认为护理的本质是文化关怀，关怀是护理的中心思想，是护理活动的原动力，为患者提供符合其文化背景的文化关怀是护士的职责之一。

知识链接

马德琳·莱宁格简介

马德琳·莱宁格于 1925 年生于美国中部内布拉斯加州克莱县的萨顿市，1948 年在美国科罗拉多州丹佛市圣安东尼护士学院完成初级护理教育，之后于 1950 年、1954 年分别获贝尼迪克坦学院护理学学士学位和华盛顿大学人类学博士学位，并于 1965 年获贝尼迪克坦学院、印第安纳波斯利大学和芬兰库奥皮奥大学荣誉博士学位。

（一）莱宁格的跨文化护理理论的概念及内容

莱宁格的跨文化护理理论（cross-cultural nursing theory）认为各种不同文化背景的人不仅对他的经历、感知到的护理有不同的理解和解释，并能将这些经验和感知与他们的健康信仰和实践相联系起来。护理照顾是从被照顾者的文化中产生并在文化中得以发展的，不同的文化以不同的方式感知、认识和实施照顾。应根据患者的文化背景向其提供多层次、高水平和全方位的护理关怀，以利于其疾病的康复。

莱宁格认为，跨文化护理理论的重点是"文化"，护理的核心是"文化关怀"，提出了新概念，并形成了跨文化模式框架，构成跨文化护理理论的主要内容，帮助护士为不同文化背景下的个体、家庭和社区、群体提供护理关怀。关怀是护理活动的原动力，是护士为患者提供合乎其文化背景的护理基础。护理关怀体现在护患关系中，以及各种各样的护理活动中。护理关怀与其他职业关怀不同，护理关怀是以患者的健康为目的，并从整体观念出发，为患者提供符合各人独特需要的护理关怀。

1. 跨文化护理理论的主要概念

（1）文化（culture）：指不同个体、群体或机构通过学习、共享和传播等方式形成并世代相传的模式化的生活方式、价值观、信仰、行为标准、个性特征以及实践活动的总称。

（2）关怀（care）：又称为照护，指协助、支持或增进个体和群体的生存状态、健康状况的现象、行为和活动。

（3）文化关怀（cultural care）：指用一些符合文化、可被接受或认可的价值观、信念以及定势的表达方法，为自己或他人提供与文化背景相适应的综合性的帮助和支持，开展促进性的关怀行为。文化关怀具有统一性和多样性的特点。

1）统一性：又称文化关怀的共同性，是指不同文化背景下，人们在关怀的意义、定势、价值以及关怀方式等方面具有共同性或相似性。

2）多样性：又称为文化关怀的差异性，是指同一文化内部或不同文化之间、群体内部或群体之间以及个体之间在关怀的意义、定势、价值以及关怀方式等方面的差异，表现为多样性。

（4）跨文化护理（transcultural care）：莱宁格认为应根据患者的文化背景向其提供多层次、高水平和全方位的护理关怀，以利于其疾病的康复。关怀包括以下方式。

1）文化关怀保存：又称为文化关怀维持，是指帮助某一特定文化背景下的患者保持或维持其健康、疾病康复或面对死亡而采取的帮助、支持或促进康复的专业行为和手段。如：针对一位自信心很强的糖尿病患者，帮助其坚持日常的活动锻炼，鼓励继续保持自强、自信的心理状态，以利于疾病的康复。

2）文化关怀调适：又称文化关怀调整，是指帮助某一特定文化背景下的患者调整、适应不同的文化，以利于其健康而采取的帮助、支持或促进康复的专业和手段。如：一位患有高血压的患者，护士应与其协商，帮助其调整既往的不健康的饮食结构，建议其低盐低脂饮食，以利于疾病的康复。

3）文化关怀重建：又称为文化关怀重塑，是帮助某一特定文化背景下的患者改变其生活方式，重塑新的、不同的生活形态，以利于其健康而采取的帮助、支持或促进康复的专业行为和手段。如：对因意外灾害丧失一侧肢体的患者而言，帮助其使用单侧肢体完成日常基本生活的锻炼很重要。

4）与文化相匹配的护理关怀：又称为与文化相一致的护理关怀，是指以文化和健康知识为基础，提供适合患者需求的方式和护理关怀，使其保持健康，应对疾病、残疾或死亡。护理患者时，应尊重其宗教信仰，必要时采取符合宗教习俗的措施进行护理关怀。

2. 日出模式 莱宁格将跨文化护理理论用"日出模式"形象地呈现该理论的基本概念以及各概念的相互联系，以帮助护士研究和理解该理论的组成部分在不同文化如何影响个体、家庭和群体的健康状况，以及如何运用该理论实施护理关怀。莱宁格将"日出模式"分为4个等级，即四个层次（图6-8）。

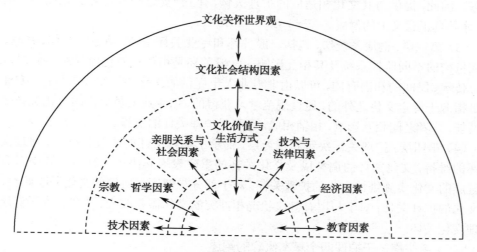

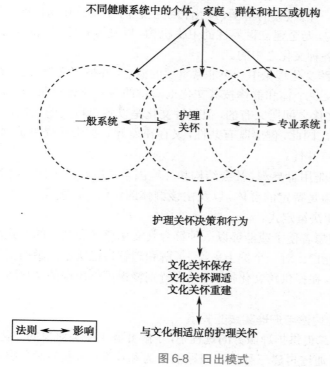

图6-8 日出模式

（1）第一层：世界观和文化社会结构层，或称为超系统，描述文化关怀世界观，文化社会结构及其组成因素。世界观是人类对整个世界的总体看法和基本观念；社会结构是特定文化的特定因素，包括宗教，技术，亲属关系，价值观，生活方式，政治与法律以及经济与教育等。文化关怀的概念、内涵、状况和世界观是文化结构的基础，共同影响护理关怀的表达方式，从而影响患者的健康。

（2）第二层：文化关怀与健康层，显示不同文化背景下的文化关怀形式以及其表达方式,解释个人、家庭和群体或机构的健康、疾病或死亡的社会文化结构。不同文化对健康赋予了不同的含义,第一层的文化社会结构的各种因素影响和制约其关怀形态。因此,提供与其文化相适应的护理关怀,建立、促进和维持与文化相适应的健康,才是真正意义上的健康。

(3)第三层:健康系统层,包括一般关怀和专业关怀系统,阐述了个体、家庭、群体或机构的不同监控系统及其相互影响。一般关怀是指传承文化内部的,通过模仿、学习传承、民间的和固有的,可以由非专业人士提供的文化关怀知识与技能;专业关怀是指源于特定文化之外的,通过规范学习获得的,由专业人员提供的文化关怀知识与技能,二者之间相互影响,相辅相成,有利于护理关怀的实施。

(4)第四层:护理关怀决策和行为层,揭示了护理关怀的决策和行为,通过文化关怀的维持,文化关怀的调整以及文化关怀的重建表现其决策和行为。其中对有益于健康的文化实施维持文化的护理关怀;对于部分与健康不协调的文化采取调整、适应文化的护理关怀;对于与现有健康状况相冲突的文化需要改变、重塑有利于健康的护理文化关怀。

(二)莱宁格关于护理四个基本概念的阐述

1.人　护理作为一门照顾的科学,应由传统护患两个人的互动扩展到家庭、群体、所有的文化和机构,乃至建立世界性的卫生机构,以发展和建立国际护理。人类的照顾是普遍存在于各种文化之中的。

2.健康　健康是跨文化理论中一个非常重要的概念,并被定义为"是一种被相应文化所诠释的,能够反映个体和群体按其文化上满意的方式执行日常角色功能的完好状态"。健康是各文化之间所共有的,但每种文化是以各自特定的文化信念、价值和习惯来进行定义的。因此,健康既有共性,又存在差异。护士在提供护理服务时,必须了解相应文化的特殊性。

3.环境　莱宁格是用世界观、社会结构和环境因素来解释环境的。将环境看做文化,文化则被定义为是特定的群体,以及由该群体的价值、信念、准则和生活方式所形成的行为、思考和决策定式。

4.护理　护理使患者便于或能够以一种符合其文化意义和利益的方式维持或恢复健康,面对残障或死亡。对一个护士来说,了解和理解自己所不熟悉的文化是需要一定的过程的。因此,在提供跨文化护理时,应特别警惕可能出现的文化休克或文化强迫。

(三)跨文化护理理论与护理实践的关系

护士在为服务对象提供护理服务的过程中,了解并尊重服务对象的文化价值、信念和行为习惯。然后通过再建三种护理照顾的行为和决策,为服务对象提供与文化一致的护理照顾。

1.护理评估　护士要具有服务对象所处的文化的世界观和社会结构的相关知识。同时,还要了解该文化的语言与环境状况以及文化价值与信念、亲属关系、宗教、政治、技术、经济和教育等因素的有关情况。

2.护理诊断　找出哪些特征是各种文化所共有的、普遍的,哪些是服务对象的文化所特有的、不同的。找到了该文化的共性与差异,就可以确认服务对象在哪些方面未能满足其文化期望,进而就可以得出护理诊断。

据跨文化
护理理论,
实施护理
措施个案

3. 计划与实施 在护理关怀的决策和行为层进行计划和实施,除对共性问题进行护理照护外,还应考虑服务对象在文化上能否接受。使用 3 种不同的文化照护模式进行护理,即文化关怀的维持、文化关怀的调整以及文化关怀的重建,给予服务对象符合其文化的护理照护,以满足服务对象的需求。

4. 评价 强调为服务对象提供最有益的照顾方式,以及对护理行为进行系统研究以找出能满足不同文化人们健康需要的照顾行为的重要性。

附　自理理论在护理实践中的应用

赵某,男,34 岁,汉族,公司员工,未婚,既往经常和朋友一起外出旅游,喜欢社交活动,因为工作和其他的原因,饮食经常不规律,喜欢吃肉,不爱吃蔬菜。一天前,因车祸致右股骨中段粉碎性骨折而急诊入院。入院后即行右股骨切开复位、钢板螺丝钉内固定手术。术后生命体征平稳:体温 37.5℃,脉搏 88 次 / 分,血压 110/70mmHg。术后伤口敷料干燥,患肢制动并抬高 15°。护理对象诉伤口疼痛,因睡眠欠佳,精神状态较差。术后患者床上排尿较顺畅。目前按医嘱计划静脉输液每日 2000ml,青霉素400 万单位静脉滴注。护理对象渴望解除患肢疼痛,恢复肢体功能,尽早康复出院。

根据奥瑞姆的自理理论,可以将以上资料分成不同的类别。

1. 一般资料 如性别、年龄、民族、职业、婚姻状况等;

2. 一般性的自理需要 如饮食习惯,日常活动与社交活动等;

3. 发展性的自理需要 包括单身,社交活动频繁;

4. 健康不佳时的自理需要 由于骨折术后患肢制动,活动受限;伤口疼痛,影响睡眠等。

通过对资料的分析,护士应该注意到这些因可能导致护理对象出现焦虑的心理,这种自理缺陷必须在护理的帮助下才能弥补。

护理目标是减轻不利因素,其中可操作的具体护理目标之一是护理对象能够恢复肢体功能,为实现这个目标,护士在护理对象出院前选择特定的护理系统即支持 -教育系统作为最佳的护理方案,即提供心理支持、专业咨询、康复指导等。

(雷雨颖)

 复习思考题

1. 马斯洛的人类基本需要层次论将人的需要分成哪些层次?

2. 怎样帮助护理对象应对压力?

3. 试述奥瑞姆自理理论对护理程序的分析。

4. 护理人员应如何应对工作中的压力?

5. 简述跨文化理论中"日出模式"的四个层次的具体内容。

第七章

护 理 程 序

学习要点

1. 护理程序的概念、护理程序的特点及理论基础；
2. 护理程序的步骤、资料的来源及种类、收集资料的步骤及方法；
3. 护理诊断的组成部分、护理诊断与医疗诊断的区别、书写护理诊断的方法和注意事项；
4. 排列护理诊断顺序的原则、目标的种类及陈述方式、制定目标的注意事项；
5. 护理措施的类型、实施的过程及注意事项、评价的步骤；
6. 能应用护理程序满足不同服务对象的护理需要。

护理程序是护理工作中所应用的工作程序，是一种科学地确认问题和系统地解决问题的工作方法和思维方法。护士通过一系列有计划、有目的、有步骤的行动，对服务对象的生理、心理、社会及精神等多个层面进行护理服务，满足服务对象的各种需要。护理程序是临床护理、护理科研及护理教育的基础。护理程序的应用，体现了护理工作的科学性、专业性和独立性，展示了护理的服务内涵、职业行为和专业形象，是护理走向成熟的标志。

第一节 概 述

一、护理程序的概念与发展历史

（一）护理程序的概念

护理程序是以增进和恢复护理对象的健康为目标所进行的一系列有目的、有计划的护理活动，是一个综合的、动态的、具有决策和反馈功能的过程。对护理对象进行主动、全面的整体护理，使其达到最佳健康状态。护理程序的目的是满足护理对象的需要，解决护理对象的问题，给予护理对象全面的、高质量的整体护理。

（二）护理程序的发展历史

护理程序的提出受益于美国护理学博士教育的开展，接受了博士教育的护理学家对护理现象进行系统的理论总结与研讨，并从不同角度提出了护理程序的思想。

1955 年，美国护理学者莉迪亚·海尔（Lydia Hall）首先提出，护理是"按程序进行工作的"。从那时起，许多护理工作者对护理程序进行研究，护理程序得到了逐步的发展。

1959 年约翰逊（Johnson）、1961 年奥兰多（Orlando）、1965 年威登贝克（Wieden Bach）三名护理学者各自创立了一个三步护理程序的模式并将之用于护理教育和护理临床实践。

1967 年，尤拉（Yura H）和沃尔什（Walsh）出版了第一本权威性的教科书《护理程序》，确立护理程序有四个步骤：评估、计划、实施和评价。

1973 年，盖比（Gebbie）和拉文（Lavin）在护理程序中又增加了护理诊断，使护理程序成为五个步骤，1977 年，美国护士协会（American Nurses Association，ANA）规定护理程序包括评估、诊断、计划、实施、评价五个步骤，并将其列为护理实践的标准。

知识链接

护理程序在中国

20 世纪 80 年代初期，美籍华人学者李式鸾博士到中国讲学，将美国的责任制护理制度引入中国，以护理程序为核心的责任制护理开始实行。1994 年经美籍华人学者袁剑云博士介绍，全国部分医院开始试点开展系统化整体护理，即以护理程序为核心，设立模式病房，对患者进行有效的整体护理。1996 年全国整体护理协作网正式组建。1997 年 6 月原卫生部下发《关于进一步加强护理管理工作的通知》，要求各医院推行整体护理。目前，整体护理与护理程序正在健康发展中，广大护理人员正在积极探索适合我国国情的具有中国特色的整体护理的实践模式。

二、护理程序的特点

（一）以护理对象为中心

为护理对象解决健康问题是护士运用护理程序的根本目的。同时要考虑人的个体特性，根据人的生理、心理、社会、精神和文化需求安排护理活动，充分体现以护理对象为中心的指导思想。

（二）有特定的目标

运用护理程序的目的就是减少护理对象生理、心理、社会上的健康问题，帮助护理对象满足需要，使护理对象恢复或达到最佳的健康状态。

（三）是循环的、动态的过程

护理程序虽是按评估、诊断、计划、实施、评价的步骤进行护理活动，但绝无起点和终点，需要根据护理对象的反应变化，随时做出评价和采取相应措施，动态地循环。

（四）以科学理论为依据

护理程序是在吸收多学科理论成果的基础上构建而成的，不仅体现了现代护理学的理论观点，也涉及系统理论、沟通理论、压力与适应理论等相关理论。护理人员必须有扎实的专业知识。

（五）互动性和协作性

护士在运用护理程序的过程中，需要随时与患者、家属、医生及其他医务人员交流和协作，共同为恢复和促进护理对象的健康服务。

（六）创造性

护士需要运用评判性思维的方法，根据护理对象的健康问题及特殊需求，独立地、创造性地设计解决问题的方法。

（七）普遍适用性

可以适用于个人、家庭、社区，无论护理场所是医院还是其他健康服务机构，都可灵活运用护理程序。

三、护理程序的理论基础

护理程序的理论基础来源于与护理有关的各学科理论，目前普遍认为有系统论、人类基本需要层次论、沟通理论、信息交流论和解决问题论等，这些理论一方面相互联系、相互支持，共同为护理程序提供理论上的支持与解释，另一方面又分别在护理程序实践过程的不同阶段、不同方面发挥独特的指导作用。

1. 系统论　系统论是护理学的基本理论基础，对护理实践具有重要的指导作用，它构成了护理程序的理论框架，同时促进了整体护理思想的发展。

2. 人类基本需要层次论　为评估患者健康状况、预见患者的需要提供了理论依据。适用于护理诊断的排列顺序和制订护理计划。护士可根据需要层次论，对患者进行评估，按照人的需要的满足顺序，确定护理诊断的首优、次优问题，有针对性地满足患者的需要，解决其健康问题。

3. 信息交流论　赋予护士与患者交流能力和技巧的知识，从而确保程序的最佳运行。适用于评估。

4. 解决问题论　为确认患者的健康问题，寻求解决问题的最佳方案及评价效果，奠定了方法论的基础。

第二节　护理程序的步骤

护理程序由评估、诊断、计划、实施和评价五个步骤组成。五个步骤相互联系、相互影响、相互依赖，是一个循环的过程（图7-1）。

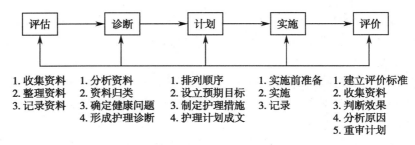

图7-1　护理程序基本步骤

一、护理评估

护理评估是系统地、全面地收集、核实和记录护理对象有关的健康资料，并对资料进行整理和分析的过程。护理评估为护理程序的第一步，是护理程序的基础，同时也是护理程序中最为关键的步骤，评估时收集的资料是否可靠、全面，将直接影响护理诊断、护理计划的准确性。除患者入院时需要进行较为全面、完整的综合评估外，护士每次与患者接触都是一个评估的机会。所以评估是一个连续不断的、动态的过程，它贯穿于护理程序的每个阶段，贯穿于护理工作的始终。

护理评估包括收集资料、整理资料和记录资料三部分。

（一）收集资料

1. 收集资料的目的

（1）为做出正确的护理诊断提供依据。

（2）为制订护理计划提供依据。

（3）为评价护理效果提供依据。

（4）为护理科研积累资料。

2. 资料的来源

（1）直接来源：护理对象是资料的主要来源。只要护理对象意识清楚、能用语言交流、健康状况允许，护士就可通过观察、会谈、体格检查等方法直接从护理对象处获取资料。

（2）间接来源

1）家属及有关人员：指由护理对象的家属、亲戚、朋友、同事，或抚养人等提供资料。这些资料可以补充和证实护理对象直接提供资料的不足。尤其对于婴幼儿、病情危重、语言障碍、意识障碍或精神异常的患者，他们是资料的主要来源。

2）其他医务人员：包括相关的医务人员，如医师、理疗师、营养师、药剂师以及其他护士等，都可提供重要资料。

3）病历及各种检查报告：目前及既往的病历、既往健康检查记录、儿童预防接种记录以及各种实验室检查和仪器检查的报告等。

4）医疗护理文献：检索护理学和其他相关科学的文献资料来收集与护理对象健康相关的资料。如统计学指标、宗教信仰、健康保健习俗、与护理对象健康问题有关的护理措施和评价标准等。

3. 资料的分类

（1）主观资料：主观资料即患者的主诉，包括患者的经历、感觉以及他所看到的、听到的或想到的关于健康状况的主观感觉。如"感觉右肩背部疼痛"，"上 2 层楼后感到胸闷气短"，"我感觉很烦恼"，"我感到害怕"等。

（2）客观资料：客观资料即医护人员通过观察、会谈、体格检查或借助医疗仪器、实验室检查所获得的有关患者健康状态的资料。如护士看到的患者表情、面色、体位、口腔黏膜有真菌生长，测量的体温、脉搏、血压值，触摸到的腹部肿块等资料。

当护士收集到主观资料和客观资料后，应将两个方面的资料加以比较和分析，可互相证实资料的准确性。

4. 收集资料的内容　收集资料时应从整体护理思想出发，既要涉及护理对象的身体状况，还应包括心理、社会、文化、精神等方面的资料。

（1）一般资料

1）姓名、性别、年龄、职业、民族、婚姻、文化程度、宗教信仰、住址等；

2）本次住院的主要原因与要求、入院方式及医疗诊断、现在的健康状况等；

3）既往史、婚育史、过敏史及家族史等。

（2）生活状况及自理程度

1）饮食形态：饮食的种类、食欲及吞咽情况等；

2）睡眠休息形态：睡眠状况以及是否需要辅助睡眠等；

3）排泄形态：排便、排尿情况及有无异常；

4）健康感知与健康管理形态：保持健康的能力以及寻求健康的行为、生活方式；

5）活动与运动形态：生活自理、活动耐力以及有无躯体活动障碍等。

（3）护理体检：包括生命体征、身高、体重、皮肤黏膜、认知与感觉形态（如有无疼痛、眩晕或视觉听觉等异常；有无思维活动及记忆力障碍）以及身体各系统的生理功能（如神经系统、呼吸系统、循环系统、消化系统、生殖系统等）。

（4）心理社会方面的资料

1）自我感知与自我概念形态：是否有恐惧、焦虑、沮丧等情绪反应，是否有负罪感、无能为力、孤独等心理感受；

2）角色与关系形态：就业状态、角色问题和社交状况；

3）应对与应激耐受形态：对疾病和住院的反应、对生活事件的适应能力以及支持系统；

4）价值与信念形态：人生价值观以及宗教信仰；

5）实验室及其他检查结果：最近各种检查报告的结果，实验室检查的数据。

5．收集资料的方法

（1）观察法：观察法是护士运用感官（眼、耳、鼻、手等）或借助一些辅助器具，如血压计、听诊器、体温计等，有目的地收集患者有关资料的方法。

观察是进行科学工作的基本方法，护士与患者的初次见面就是观察的开始。如患者的外貌、步态、精神状况、反应情况等；患者住院期间，护理人员的评估及实施措施后效果的评估都依赖于系统、连续、细致的观察。因此，护士要有敏锐的观察力，善于捕捉患者的每一个细微的变化，从中选择性地收集与患者健康问题有关的资料。

1）视觉观察：是通过视觉观察病情、了解患者一般情况的一种检查方法，如观察患者的意识状况、皮肤黏膜和呼吸等。

2）触觉观察：是通过手的感觉来判断患者某些器官或组织的物理特征的一种检查方法，如皮肤的温度和湿度、肌肉的紧张度、脉搏的节律和速率、肿块的位置及表面性质等。

3）听觉观察：护士通过听觉辨别患者的各种声音，如患者语调改变、咳嗽声音、异常的呼吸音等。还可以借助听诊器来听心音、呼吸音、肠鸣音等。

4）嗅觉观察：是通过嗅觉辨别发自患者体表、呼吸道、胃肠道或呕吐物、排泄物等的异常气味，以判断疾病的性质和变化。

（2）交谈：交谈是人与人之间交换意见、观点、情况或情感的过程，是一种特别的人际沟通方式。

护理评估中的交谈是有计划、有目的的交流和谈话。其主要目的是收集与护理对象健康相关的资料，同时也为护理对象提供信息，促使护理对象参与确定护理问题及制订、实施护理计划，从而促进护患关系的发展。

知识链接

怎样进入交谈

收集资料前，护士应首先了解患者此次住院的有关情况，如医疗诊断、主要临床表现、一般资料、家庭情况等，列出准备提问的提纲，准备有关物品如护理评估单、笔等，整理仪表，按约好的时间进入病房：

"您好！您是新来的李女士吧，我叫王艳，是负责护理您的护士，为了使您尽快康复，现在需要了解一些有关您病情的情况，您看行吗？"

患者同意后帮助取舒适卧位，与患者距离适宜，保持目光平视。

（3）护理体检：护理体检是护士运用视、触、叩、听等体格检查手段和技术对护理对象各个系统进行的检查。护理体检是评估中收集客观资料的方法之一，护士应以交谈中发现的问题为重点，收集有关客观资料，作为确立护理诊断的依据。护士体检的目的与医生略有不同，护士的重点在于区别正常与异常，在异常中又以生活能否自理、肢体活动度、感知等为重点。

（4）查阅资料：包括查阅患者门诊的或住院的医疗病历、护理病历、实验室及其他检查结果等资料，进行有关文献资料的检索。

除以上收集资料的方法外，也可以用心理测量及评定量表对护理对象进行心理社会评估。

（二）整理资料

为确保所收集资料的真实性、准确性，需要对资料进行核实。

1. 核实主观资料　核实主观资料并非出于对患者的不信任，而是由于患者的感知有时可能出现偏差，因而需要用客观资料对主观资料进行核实。如患者自述"我感觉心慌"，可以用测量脉搏加以证实。

2. 澄清含糊的资料　如患者诉说"时常出现腹痛"，护士需要进一步询问腹痛的部位、性质及持续时间等。

（三）记录资料

目前，各医疗机构通常使用"患者入院护理评估单"记录患者入院时综合评估所得的资料。此表格目前尚无统一的格式，各医院多按照资料的分类方法，结合各自的特点而自行设计。患者入院护理评估单（附2）不仅便于护士记录，还可指导护士收集资料，避免资料的遗漏。

护理诊断

二、护理诊断

护理诊断是护理程序的第二步，是护士对评估所得的资料进行分析和判断的过程，也是专业性较强、具有护理专业特色的一步。护理诊断为护理计划的制订提供了依据，为护理活动的实施和评价奠定了基础。

（一）护理诊断的概念及发展背景

1. 护理诊断的概念　护理诊断是关于个人、家庭、社区对现存的或潜在的健康问题或生命过程反应的一种临床判断，是护士为达到预期目标选择护理措施的基础，这些预期目标应能通过护理职能达到。

2．护理诊断的发展背景 自20世纪70年代美国护理界提出并确定护理诊断以来,护理诊断发展经历了近40年的艰难历程。1973年美国全国护理诊断分类会议在美国密苏里州圣路易斯市举行,正式将护理诊断纳入护理程序,确立了34项护理诊断,并授权在护理实践中应用。以后,该组织每两年召开一次会议,不断地对现有的护理诊断进行增补和修改。1982年召开的第五次会议因有加拿大代表参加而改名为北美护理诊断协会(NANDA),NANDA在1990年第9次会议上提出并通过护理诊断的概念,形成NANDA护理诊断分类(nursing diagnosis classification, NDC)。该组织2002年更名为国际北美护理诊断协会(NANDA-I)。经多次修订,至2014年已审定通过了216项护理诊断(附3)。

我国1995年9月由原卫生部护理中心主办,在黄山召开全国第一次护理诊断研讨会,建议在我国医院使用被NANDA认可的护理诊断名称。使用NANDA认可的护理诊断名称,可有利于护士之间的交流和护理教学的规范。

(二)护理诊断的组成

NANDA确立的护理诊断由四部分组成,即名称、定义、诊断依据以及相关因素。

1．名称 是针对护理对象健康问题或生命过程反应的概括性描述。常用改变、受损、缺陷、无效或低效等特定词语描述。但不能说明变化的程度。根据健康状态分为三类。

(1)现存的:是对护理对象目前已存在的健康问题或生命过程反应的描述。是依据相关的症状和体征提出的。如"气体交换受阻""焦虑""体液不足"等。

(2)潜在的:是对易感的护理对象可能出现的健康问题或生命过程反应的描述。其特点是有危险因素的存在,若不采取护理措施,则有可能出现健康问题。用"有……的危险"进行描述,如白血病化疗后白细胞下降,存在"有感染的危险"。

(3)健康的:是指护理对象具有更高的健康水平发展(潜能)的描述。如"寻求健康行为"。

以上三种类型中,现存的和潜在的护理诊断是最常见的。

知识链接

健康的护理诊断

这一类诊断1994年才被NANDA认可,对这类护理诊断的应用国内外护理界仍在探索中。在现代护理观的指导下,对健康的理解是生理、心理、社会、道德各方面的完好状态,健康教育、健康促进也是护理工作的任务之一。"健康的护理诊断"是护士在为健康人群提供护理时可以用到的护理诊断。

2．定义 是对诊断名称的一种清晰、准确的描述,并以此与其他护理诊断相区别。如"便秘"是指"个体处于一种正常排便习惯发生改变的状态,其特征为排便次数减少和(或)排出干、硬便"。

3．诊断依据 是做出护理诊断的临床判断标准。对于现存的护理诊断,其诊断依据是一个或一组症状和体征,而对于有危险的护理诊断,其诊断依据则是原因本身

（危险因素）。诊断依据依其在特定诊断中的重要程度分为主要依据和次要依据。

（1）主要依据：是指形成某一特定诊断时必须出现的症状和体征，为诊断成立的必要条件。

（2）次要依据：是指在形成诊断时，大多数情况下会出现的症状和体征，对形成诊断起支持作用，为诊断成立的辅助条件。

4．相关因素 是指造成服务对象健康状况改变或引起问题产生的情况。常见的相关因素可以来自以下几个方面：

（1）病理生理因素：指与病理生理改变有关的因素。如"体液过多"的相关因素可能是右心衰竭。

（2）治疗因素：指与执行治疗措施有关的因素（用药、手术创伤、诊断性检查、肢体制动等）。如"语言沟通障碍"的相关因素可能是使用呼吸机时行气管插管。

（3）情境因素：指涉及环境、生活习惯等方面的因素。如"睡眠型态紊乱"可能与住院后环境改变有关。

（4）年龄因素：指在生长发育过程中与年龄有关的因素，如婴儿、青少年、更年期、老年期各有不同的生理、心理特征。

（5）心理方面的因素：指与服务对象的心理状况有关的因素。如"活动无耐力"可能是由疾病后服务对象处于较严重的抑郁状态引起。

临床常见护理诊断内容举例见附4。

（三）护理诊断和医疗诊断的区别

护理诊断是叙述患者由于病理、心理状态改变所引起的现存的或潜在的影响健康的护理问题，是制定护理措施的依据；医疗诊断是对一个疾病、一组症状体征的叙述，是用一个名称来说明疾病的原因、病理生理改变，以便指导治疗措施。这两种临床诊断的区别见表7-1。

表 7-1 护理诊断与医疗诊断的区别

	护理诊断	医疗诊断
诊断的对象	对个人、家庭、社区现存的或潜在的健康问题或生命过程反应的一种临床判断	对个体病理生理变化的一种临床判断
研究重点	研究患者出现疾病或问题后的反应包括生理、心理、社会三方面	对患者的健康和疾病的本质做出判断
决策者	护理人员	医疗人员
职责范围	在护理职权范围内能解决的问题	在医疗职责范围内解决
解决方法	通过护理措施或医护合作解决	采取药物、手术等医疗方法治疗
适用对象	可用于个人、家庭和社区	只适用于个体的情况
是否变化	随病情的变化而改变	一旦确诊则不会改变
举例	疼痛：与心肌缺血缺氧坏死有关 恐惧：与预感有危险有关	急性心肌梗死

合作性问题

（四）合作性问题——潜在并发症

1．概念 合作性问题是指由于各种原因造成或可能造成的生理上的并发症，需要护理人员进行监测并与其他医务人员共同处理以减少发生的问题。须注意的是并非所有的并发症都是合作性问题，有些可以通过护理措施预防和处理的，则属于护理诊断。常见的医护合作性问题见附5。

2．陈述方式 合作性问题有其固定的陈述方式，即"潜在并发症：××××"。潜在并发症（potential complication），可简写为PC。例如，"潜在并发症：心律不齐"或"PC：心律不齐"。在书写合作性问题时，护士应注意不要漏掉"潜在并发症"，否则就无法与医疗诊断相区别。

3．护理诊断与合作性问题的区别 护理诊断需要护士做出一定处理以求达到预期的结果，是护士独立采取措施能够解决的问题；合作性问题需要医生、护士共同干预对这些并发症做出反应，处理的决定来自护理和医疗双方面，对合作性问题，护理的重点在于监测。两者的区别见表7-2。

表7-2 护理诊断与医护合作性问题的区别

	护理诊断	医护合作性问题
执行者	护理人员	医生与护士合作处理
陈述的方式	PES公式或PE、SE公式	用潜在并发症描述，如：潜在并发症：腹水
预期目标	确定预期目标作为评价护理效果的标准	非护理职责范围能达到。一般不需确定目标
护理措施的重点	减轻、消除、预防、有关健康问题	监测并发症的发生和发展，共同进行干预

知识链接

合作性问题

临床护理实践是一个不断变化的、复杂的过程，护士常遇到一些情况和面临的患者问题无法完全包含在NANDA制订的护理诊断中，而这些问题确实需要护理提供干预或措施，因而，1983年Lynda Juall Carpenito提出了合作性问题这个概念。她把护士需要解决的问题分为两大类，一类是经护士直接采取措施就可以解决的，属于护理诊断；另一类是要与其他保健人员尤其是医生共同合作解决的，护士在解决问题的过程中主要承担监测职责，这部分属于合作性问题。

（五）护理诊断的步骤

护理诊断的步骤包括三个阶段，即对收集到的资料进行分析和归类，再根据分析结果找出患者问题，最后做出正确的护理诊断。

1．分析资料 将收集到的资料与正常值比较，目的是为了找出具有临床意义的线索。这些线索可通过比较护理对象以往与现在的行为、健康状况而得到，也可将资料与人群标准值或与正常的发育标准相比较而得到。为了准确做出比较，要求护士熟练掌握各种正常范围，要根据所学的基础医学知识、护理学知识、人文科学知识，还应考虑到人的个体差异性，根据不同年龄阶段、不同背景条件，全面地进行比较，找出具有临床意义的线索。

2．资料归类 资料归类的过程实质上是护士对资料进行判断、解释、诊断或推论的过程。目前常用的有国际北美护理诊断协会（NANDA-I）分类法、戈登（Gordon）

功能性健康形态分类法、马斯洛（Maslow）的需要层次理论分类法。

（1）NANDA-I护理诊断分类法，包括13个领域：

1）健康促进：健康察觉、健康管理。

2）营养：包括摄食、消化、吸收、代谢、水和电解质。

3）排泄与交换：包括泌尿系统、胃肠系统、皮肤黏膜系统、呼吸系统。

4）活动/休息：包括睡眠/休息、活动/运动、能量平衡、心血管/肺部反应、自我照顾。

5）知觉/认知：包括注意力、定向力、感觉/认知、沟通等。

6）自我感知：包括自我概念、自尊、身体心像等。

7）角色关系：包括照顾者角色、家庭关系、角色扮演等。

8）性：性别认同、性功能、生殖等。

9）应对/应激耐受性：包括创伤后反应、调适反应、神经行为压力。

10）生活准则：包括价值、信念、信念/行为一致等。

11）安全/防护：包括感染、身体伤害、暴力行为、环境危害、防卫过程、体温调节。

12）舒适：身体舒适、环境舒适、社会舒适。

13）成长/发展：包括成长、发育。

（2）戈登（Gordon）功能性健康形态分类法

1）健康感知：健康管理形态，如护理对象对健康知识的知晓、健康行为等。

2）营养：代谢形态，如饮食和营养状态等；排泄形态，如排尿、排便、排汗等。

3）活动：运动形态，如日常活动能力、活动量和活动方式等。

4）睡眠：休息形态，如每日睡眠、休息情况等。

5）认识：感受形态，如个人的舒适感、对疾病的认知和感知能力等。

6）自我感觉：自我概念形态，如个人对自己的能力、体像、情感反应的认知等。

7）角色：关系形态，如家庭关系、朋友、同事、同学、邻里关系等。

8）性：生殖形态，如对性、月经、婚育等的认知和态度。

9）应对：应激耐受形态，对一些变故如生病、离异、丧偶等的反应和适应状态。

10）价值：信念形态，如宗教信仰、价值观、个人理想和目标等。

（3）马斯洛的需要层次理论分类法：将资料分为生理需要、安全需要、爱与归属的需要、尊重需要及自我实现的需要五个方面。这种分类方法可以提醒护士从人的生理、心理、社会各个角度去收集资料，但其缺点是与护理诊断没有直接的对应关系。

3. 确定健康问题

（1）分析综合资料后，根据诊断依据，确定患者的健康问题。

（2）确定引起护理问题的相关因素。任何能引起问题或使潜在问题得以发展的生理、心理、社会文化、精神或环境因素都可考虑为问题的相关因素。

4. 形成护理诊断　在分析资料和确定健康问题后，护士应对问题进行描述，形成护理诊断。护士在明确了患者潜在问题和现存问题后，并在充分的依据支持下，找出引起问题的相关因素，即可以按照护理诊断的书写格式完成护理诊断。

护理诊断的书写格式有3种。即三部分陈述、两部分陈述和一部分陈述。

（1）三部分陈述：即PES公式，具有P，E，S三个部分。即护理问题，症状或体征及相关因素三者齐全。三部分陈述多用于现存的护理诊断。目前临床常简化为PE

或 SE 方式陈述。

P——问题（Problem），即护理诊断的名称。

E——病因（Etiology），即引起护理问题的相关因素和危险因素。

S——症状和体征（Symptoms or Signs），也包括实验室和仪器检查结果。

例如：气体交换受损：紫绀、呼吸困难、PaO_2 为 5.3kPa，与阻塞性肺气肿有关。

　　　　　　　　　P　　　　　　　　　S　　　　　　　　　　　E

（2）两部分陈述：即 PE 公式，只有护理诊断名称和相关因素，而没有临床表现。两部分陈述多用于有危险的护理诊断，因危险目前尚未发生，因此没有 S，只有 P、E。

例如：有皮肤完整性受损的危险：与长期卧床有关。

　　　　　　　　　P　　　　　　　　　　E

（3）一部分陈述：只有 P，这种陈述方式用于健康的护理诊断和综合征护理诊断。

例如：母乳喂养有效

　　　　　　　P

（六）书写护理诊断的注意事项

1．所列出诊断应简明、准确、规范。

2．一项护理诊断只针对一个护理问题。

3．避免与护理目标、措施、医疗诊断相混淆。

4．应指明护理活动的方向，有利于制订护理计划。

5．应是护理职责范围能够解决的或部分解决的。

6．避免使用可能引起法律纠纷的语句。

三、护理计划

护理计划是护士在评估和诊断的基础上，与患者相互合作，为预防、缓解、或解决护理诊断中发现的问题，选择最有可能帮助达到目标的护理措施的过程。护理计划是对患者实施护理的行动指南。

护理计划包括四个方面内容：排列护理诊断的顺序、设立预期目标、制定护理措施、护理计划成文。

（一）排列护理诊断的优先顺序

由于护理诊断往往有多个，在临床工作中需要确定解决问题的优先顺序，以便护士根据问题的轻重缓急采取护理行动。因而制订计划时应按其重要性和紧迫性排出主次，一般把对护理对象生命威胁最大的问题放在首位，其他的依次排列。

1．护理诊断的排列顺序　护理诊断可根据重要性和紧迫性按首优问题、中优问题和次优问题的顺序排列。

（1）首优问题：指直接威胁护理对象生命，需立即采取措施予以解决的问题。如"清理呼吸道无效""心输出量减少""潜在的暴力行为"等。急危重患者在紧急状态下，常可能同时存在多个首优问题。

（2）中优问题：指虽然不直接威胁护理对象的生命，但对其身心造成痛苦，严重影响护理对象健康的问题，如"活动无耐力""体温过高""皮肤完整性受损"等。

（3）次优问题：指人们在应对发展和生活变化时所产生的问题，这些问题往往不是很急迫或需要较少帮助即可解决。如家庭应对无效、焦虑等。

2. 护理诊断的排序原则

（1）优先解决危及患者生命的问题。

（2）按照马斯洛的人类基本需要层次理论排列：先解决低层次需要问题，后解决高层次需要问题。在需要理论的 5 个层次中，生理需要是最低层次的需要，也是人最重要的需要。因此，应以对生命构成危险的生理需要为首优问题。

（3）注重护理对象的主观感受：即根据护理对象个人的价值观念、生活方式和感受，在与治疗和护理原则无冲突的情况下，优先解决护理对象认为最重要的问题。

（4）优先处理现存的问题，同时不忽视潜在的问题。

（二）设立预期目标

预期目标也称预期结果，是指通过护理干预，护士期望护理对象能够达到的健康状态或行为的改变，也是护理效果评价的标准。

1. 制定目标的意义　设立目标可以明确护理工作的方向，指导护士为达到目标中期望的结果去制定护理措施，并在护理程序的最后一步对护理工作进行效果评价。

2. 目标的种类　根据实现目标所需的时间长短可将目标分为：

（1）短期目标：是指在相对较短的时间内（一周或一天甚至更短的时间）能够达到的目标。适合于病情变化快或住院时间短的患者的护理计划。如"患者 24 小时内排出大便"。

（2）长期目标：是指在相对较长时间内（一周以上甚至数月之久）才能实现的目标。如糖尿病的患者，长期目标为"住院期间患者不发生感染"。

3. 目标的陈述方式　包括主语、谓语、行为标准和状语（时间和条件）。

（1）主语：目标的主语应该是护理对象，有时在目标陈述中会省略主语，但句子的逻辑主语一定是护理对象。

（2）谓语：指护理对象将要进行的且能被观察到的行为，必须用行为动词来说明。如示范、使用、行走、说出等。

（3）行为标准：指护理对象完成行为动作后需要达到的程度。具体地讲，行为标准可以是时间、距离、速度、准确度和质量。

（4）条件状语：指护理对象完成该行为动作所必须具备的条件，如在护士的指导下，借助支撑物等。

（5）时间状语：指护理对象完成行为动作所需的时间，即何时对目标进行评价，可以督促护士尽快地帮助患者达到目标。

例如：　患者　　2 周后　　　独自　　　行走　　　500m
　　　　主语　　时间状语　　条件状语　　谓语　　　行为标准

4. 制定目标的注意事项

（1）目标的主语一定是护理对象，而不是护士。因为目标是通过护理手段让患者达到的结果，不是护理行动本身，也不是护理人员。如，患者 3 天内能叙述骨髓移植的目的、意义。

（2）一个目标只能出现一个行为动词，否则无法进行评价。如，患者 2 天后会有效地咳嗽。

（3）目标具有现实性和可行性，在患者能力可及、资源允许的范围之内制定目标。

如,上消化道大出血后患者有"活动无耐力"的问题。目标:患者1周后上4层楼不感到心慌气短。

（4）目标可以通过护理措施达到,属于护理技能所能解决的范围之内,并要注意医护协作,即与医嘱一致。如,有感染的危险:与使用化疗药物有关。目标:患者住院期间不发生感染。

（5）目标是可评价的和可测量的。护理目标中陈述的行为标准应具体,以便于评价。目标中不能使用含糊、不明确的词句,如使用"了解""减轻""尚可"等,属于不能量化的行动,难以观察和测量。

（三）制定护理措施

护理措施是指护士为协助护理对象达到预期目标而制定的具体护理活动。护理措施的制定是建立在护理诊断所陈述的相关因素的基础上,结合评估所获得的护理对象的具体情况,运用护理知识和临床经验做出决策的过程。

1．护理措施的类型 护理措施可分为3类:

（1）独立性护理措施:是指护士运用护理知识和技能可独立完成的护理活动,即护嘱。

（2）依赖性护理措施:是指护士遵医嘱执行的措施。如给药、静脉输液、输血、膳食等护理活动,均为医师开具处方或监管的范围。

（3）协作性护理措施:是指护士与其他医务人员共同合作完成的护理活动。

2．护理措施的内容 主要包括病情观察、基础护理、检查及手术前后护理、心理护理、功能锻炼、健康教育、执行医嘱、症状护理等。

3．制定护理措施的注意事项

（1）具有针对性:制定护理措施的目的是为了完成预定的护理目标,所以采取的护理活动必须有针对性,一般一个护理目标必须采取几项护理措施。

（2）具有可行性:护理措施一方面要符合护理对象的能力、体力、病情、认知、宗教信仰及对自己健康的期望等;另一方面要考虑到护理人员的数量、知识水平、技术水平,还有医院的设施、设备等。

（3）具有安全性:要在保证患者安全的前提下,制定护理措施。

（4）具有协调性:护理措施需与医师的医嘱、营养师、放射医师及药剂师等其他医务人员对患者的安排相一致和协调。

（5）具有科学性:应基于护理科学及相关学科的理论基础之上,具有科学依据。

（四）护理计划成文

是将护理诊断、预期目标、护理措施和评价以一定的格式记录下来。护理计划一般都制成表格,各医院不尽相同。大致包括日期、护理诊断、预期目标、护理措施和评价等内容(附6)。

护理计划应体现个体差异性,还应具有动态发展性,随着患者病情的变化、护理效果的优劣而补充调整。

随着计算机在病历管理中的应用,护理计划也逐渐趋向计算机化。标准护理计划被输入存储器后,护士可以随时调阅标准护理计划或制订符合护理对象实际情况的护理计划。

计算机制订护理计划的步骤

1. 将护理评估资料输入计算机,计算机会显示相应的护理诊断。
2. 选定护理诊断后,计算机即可显示与护理诊断相对应的原因、预期目标。
3. 在预期目标后,计算机即提示可行的护理措施。
4. 选择护理措施,制订出一份个体化的护理计划。
5. 打印护理计划。

四、护理实施

护理实施是将护理计划付诸行动,实现预期目标的过程。在实施的过程中,护士不仅要具备丰富的专业知识,还要具备熟练的操作技能和良好的人际沟通能力,才能保证护理计划的执行和完成,使患者得到高质量的护理。

（一）实施的过程

实施一般发生在护理计划完成之后,但在某些特殊时候,如抢救危重患者等紧急情况下,往往在计划未制订之前,即已开始实施,然后再补上完整的护理计划。实施的过程包括实施前准备、实施、实施后记录三个部分。

1. 实施前准备　护士在执行护理计划之前,应思考以下几个问题,即解决问题的"5个W"。

（1）做什么（what）：回顾已制订好的护理计划,保证计划内容是合适的、科学的、安全的、符合患者目前情况的。然后,组织所要实施的护理措施。这样一次接触患者时可以根据计划有顺序地执行数个护理措施。

（2）谁去做（who）：将护理措施进行分类和分工,确定是由护士做还是由护工或辅助护士做；是由一名护士单独执行还是多名护士协助完成。

（3）怎样做（how）：实施前,护士应掌握实施过程中需要的技术、技巧等；此外,需要考虑如果实施过程中遇到比较棘手的问题,如患者情绪不佳、无法合作,或者实施中出现意外情况及并发症,护士该如何应对。

（4）何时做（when）：选择执行护理措施的时机,如有关患者饮食指导的教育可安排在家属探视时进行。

（5）何地做（where）：实施前应确定在什么环境下实施护理措施,对于涉及患者隐私的操作或谈话,应选择较隐蔽的场所。

2. 实施　实施是护士运用操作技术、沟通技巧、观察能力、合作能力和应变能力等去执行护理措施的过程。这一过程不仅使护理诊断/护理问题得以解决,同时也使护士的自身能力得以提高,实践经验得以丰富,并有利于护士和患者之间建立良好的治疗性护患关系。在执行护理措施的同时,护士也要对病情及患者的反应进行评估,并对护理措施的实施效果进行及时评价,为进一步修订护理计划提供资料,因此,实施过程也是评估和评价的过程。

3. 记录　护理记录是实施阶段的重要内容,是交流护理活动的重要形式。实施各项护理措施后,应及时准确地进行记录,包括护理活动的内容、时间及患者的反应等。

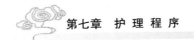

（1）护理记录的要求

1）客观、真实：资料的记录要反映事实，应客观地记录护士的临床所见和患者的主诉，不要带有护士的主观判断和结论。

2）简明扼要、重点突出、使用专业术语。

3）体现动态性和连续性。

（2）记录的方式：常见的记录方式有两种：

1）PIO方式（表7-3）

P（problem）：即患者的健康问题，用护理诊断陈述，后面记录与护理诊断相对应的患者的情况及反应。

I（intervention）：记录护士针对患者的健康问题所实行的护理措施。

O（outcome）：记录经过护理后的结果，其内容是护理程序中"评价"的部分。

表7-3 PIO护理记录单

| 科别 | 床号 | 姓名 | 性别 | 年龄 | 疾病诊断 | 住院号 |

日期	时间	护理记录（PIO）	护士签名
8月2日	8Am	[1#]P：恐惧：与害怕手术疼痛有关	
		I：1. 评估恐惧的程度	
		2. 解释手术时的麻醉方式和效果	
		3. 介绍8床同样手术的患者与其交流体会	
		4. 指导患者进行自我调节的技巧，如精神放松、转移注意力等	张秀华
	9Am	O：患者自诉已经不怎么怕了，并能自己走进手术室	王芬芳
	4Pm	[2#]P：疼痛：腹部手术伤口	
		I：1. 评估疼痛的性质、部位、持续时间	
		2. 观察伤口敷料是否干燥、无渗血	
		3. 协助患者取半卧位，减轻切口缝合处张力	
		4. 解释术后伤口疼痛的原因	
		5. 指导家属使用抚摸和催眠疗法	张秀华
	8Pm	O：患者已入睡，但易醒	方 宁
8月3日	6Pm	[3#]P：体温升高：38.2℃	
		I：1. 解释这是术后组织吸收热，属正常现象	
		2. 健康教育：术后感染的表现和处理	
		3. 继续观察体温变化	张秀华
8月4日	4Pm	O：体温正常；36.8℃	王芬芳

2）叙述式，即采用文字描述进行记录的方式（表7-4）

表7-4 护理记录单

| 姓名 | 科别 | 病室 | 床号 | 住院号 | 医疗诊断 |

时间	记录内容	签名
2016-3-28 9Am	患者自诉发热，咳嗽，咳黄色浓痰，痰量不多，出汗较多，口干。护理体检：颜面潮红，T：39.5℃，P：92 次 / 分，R：22 次 / 分，Bp：106/76mmHg。给予温水拭浴，并遵医嘱给予 0.9% 生理盐水 500ml + 菌必治 2g Bid，静脉滴注。嘱患者多饮水以补充丢失的液体，选择合适自己的果汁饮料以补充维生素和盐类	王瑛

（二）实施过程中的注意事项

1. 贯彻"整体"观念　护理活动的核心是人，在实施护理措施时应考虑患者各方面的情况，如信仰、年龄、健康状况等，尽可能适应患者的需要。如进行饮食营养方面的健康教育时，需要考虑患者有无特殊个人习惯或宗教信仰。

2. 注重安全性　护理措施必须要保证患者的安全。如为患者做口腔护理时，动作要轻柔，以免粗暴的动作损伤患者的口腔黏膜。

3. 注重科学性和灵活性　不要机械地实施计划，应合理组织护理活动，而且要把病情观察和收集资料贯穿于其中，对病情变化及时做出判断，灵活实施护理。

4. 注重互动　患者的合作有助于提高护理活动的效率，因此，护士在实施护理活动过程中应注意与患者的交流，鼓励患者积极、主动地参与护理活动，并适时给予教育、支持和安慰。

5. 明确医嘱，不盲目实施　护士在执行医嘱时，应明确其意义，对有疑问的医嘱应该澄清后再执行。

五、护理评价

护理评价是有计划地、系统地将护理对象的健康现状与预期护理目标进行比较并做出判断的过程。护理评价的重点是护理对象的健康状况，了解预期目标是否达成。

（一）评价方式

1. 随时评价　实施护理程序的每一个步骤或每一项护理措施后，都要根据护理对象的反应及健康状况的变化进行评价，一般由分管护士自我评价。

2. 阶段评价　护士进行了一个阶段的工作之后进行的评价，如同级护理人员互评、护士长的定期查房或护理教师的评价等。

3. 最终评价　护理对象出院、转科或死亡后的总体评价。

（二）评价的步骤

1. 建立评价标准　根据护理程序的基本理论与原则，选择能验证护理诊断及护理目标实现的可观察、可测量的指标作为评价标准。

2. 收集资料　根据评价标准和评价内容收集各类主观资料和客观资料。

3. 判断效果　将患者目前的健康状况与护理计划中的护理目标进行比较，判断目标是否达到，可以有以下结果：

（1）目标完全实现：患者目前的反应与预期目标相同。

（2）目标部分实现：护理措施只解决了部分问题，患者健康状况部分好转。

（3）目标未实现：所有预期目标均未实现。

例如：预期目标为"患者一周后能行走 50m"，一周后的评价结果为：

患者已能行走 50m——目标完全实现；

患者只能行走 5m——目标部分实现；

患者拒绝下床行走或无力行走——目标未实现。

4. 分析原因　对目标部分实现或未实现的原因进行分析、探讨，如收集的资料是否真实、准确、全面？护理诊断是否正确？护理目标是否具体、切实可行？护理措施是否恰当？措施是否有效执行？

5. 重审计划 评价的目的就是及时发现问题,不断地对护理计划进行修订。对护理计划的调整包括以下几种方式:

(1)停止:目标完全实现者,应停止该诊断,同时包括停止其相应的措施。

(2)修订:针对目标部分实现和未实现的护理诊断,重新收集资料,分析原因,找出症结所在,然后对护理诊断、目标、措施中不恰当的地方加以修改。

(3)继续:预期目标正确,健康问题有一定程度的改善,但未彻底解决,护理措施适宜,可继续执行原计划。

(4)增加:评价本身也是一个再评估过程,对出现的新问题,在收集资料的基础上做出新的诊断和制定新的目标与措施,进行新一轮循环的护理活动直至达到护理对象的最佳健康状态。

附1 护理程序在临床护理中的应用

案例一

【护理评估】

张某,男性,43 岁,已婚,大学文化,某公司经理,发病前晚上参加酒席并饮酒约 200g。于早晨起床时突然胸闷、气短,心前区持续性剧烈疼痛,有濒死感,并向左肩放射,伴大汗,休息及舌下含服硝酸甘油片 2 片,症状未缓解,疼痛持续 2 小时后急诊入院。由于工作关系生活不规律,每日有效睡眠时间 6～7 小时,有吸烟史 20 余年,常饮酒,喜欢吃肥肉及偏咸饮食。自述疲乏、无力,大小便正常,生活能自理。患者情绪紧张,在治疗过程中多次询问自己的病能否治好。

既往有高血压病史 3 年,有发作性心前区疼痛史 2 年,多以劳累、饱餐及饮酒为诱因,近日来因工作劳累心绞痛发作频繁,每次持续 3～5 分钟,休息或含服硝酸甘油片 5 分钟内缓解。3 年来未规律用药。

护理体检:身高 1.74m,体重 91kg,体温:37.7℃,脉搏:108 次 / 分,呼吸:27 次 / 分,血压:90/60mmHg,神志清醒,面色苍白,表情痛苦,呻吟不止,烦躁不安,大汗。心律不齐,心尖部心音低钝,可闻及第四心音奔马律。

心电图报告:广泛前壁心肌梗死。

治疗和用药情况:入院后重症监护,给予吸氧,绝对卧床休息,完善必要检查,给予止痛、镇静、溶栓、扩冠、纠正心律失常等治疗。

【护理诊断及护理计划】

(一)疼痛:与心肌缺血坏死有关

1. 定义 个体感到或说出有严重不舒适的感觉。

2. 诊断依据

(1)主要依据:主诉胸痛。

(2)次要依据:①表情痛苦,呻吟不止;②心率和呼吸增快,大汗。

3. 护理目标 患者在 2 小时内诉说疼痛减轻或消失,无呻吟,表情自然。

4. 护理措施

(1)休息:病后 1～3 天,应绝对卧床休息,限制探视,减少干扰。

(2)吸氧:给氧 2～4L/min,持续 3～4 天。

(3)安慰患者:稳定患者情绪。

（4）止痛：遵医嘱给予吗啡或哌替啶止痛，给予硝酸甘油或硝酸异山梨酯（消心痛）舌下含化，并及时询问患者疼痛的变化情况。

（5）指导患者使用放松技术，如缓慢地呼吸、全身肌肉放松等。

（二）如厕、卫生自理缺陷：与治疗需要绝对卧床休息有关

1. 定义　个体如厕或清洁卫生活动能力受损的状态。

2. 诊断依据

主要依据：医嘱急性期绝对卧床休息。

3. 护理目标

（1）患者2天内能说出限制自行如厕的目的，并积极配合。

（2）在限制活动期间，患者卫生状况良好，大小便通畅。

4. 护理措施

（1）向患者和家属讲解绝对卧床休息的目的。

（2）了解患者大小便的规律，以决定排便方式。

（3）加强生活护理和基础护理，给予床上擦浴、更衣，协助进食、洗漱、排便等。

（4）病后第一次沐浴应有人陪伴，时间以30～40分钟为宜，水温以40～45℃为宜。

（三）活动无耐力：与氧的供需失调有关

1. 定义　个体因生理能力降低而处于不能耐受日常必要活动的状态。

2. 诊断依据

（1）主要依据：自述疲乏、无力。

（2）次要依据：①面色苍白；②心电图改变。

3. 护理目标　患者住院期间能参与所要求的身体活动，主诉活动时乏力感逐步减轻。

4. 护理措施

（1）向患者解释急性期需卧床休息的重要性，病情稳定后可逐渐增加活动量。

（2）指导并督促患者按照根据其病情制订的活动处方进行活动：①急性心肌梗死后第1～3天，绝对卧床休息，进食、排便、洗漱等活动由护士协助完成。②第4～6天，卧床休息，可做深呼吸运动和上下肢的被动与主动运动。③第一周后，无并发症的患者可开始由床上坐起，逐渐过渡到坐在床边和椅子上。④第1～2周，开始在床边、病室内走动，在床边完成洗漱等个人卫生活动。⑤第2～3周，可在室外走廊行走，到卫生间洗漱或上厕所排便。

（3）保证患者充足的睡眠，两次活动之间要有充分的休息时间。

（4）患者活动过程中，监测其心率、血压、呼吸、心电图，询问其感受，观察反应。

（四）恐惧：与剧烈疼痛有关

1. 定义　个体对明确而具体的威胁因素产生的惧怕感。

2. 诊断依据

（1）主要依据：剧烈心前区疼痛，有濒死感，休息并含化硝酸甘油片不缓解。

（2）次要依据：多次询问病情及预后。

3. 护理目标　患者3天内主诉恐惧感减轻或消失。

4. 护理措施

（1）鼓励患者表达出内心的恐惧感受，对患者的恐惧表示理解并给予安慰。

（2）指导患者使用放松技术，如缓慢深呼吸、全身肌肉放松等。

（3）当患者胸痛剧烈时，应尽量保证有一名护士陪伴在患者身旁。

（4）积极采取止痛措施，有效缓解疼痛。必要时遵医嘱用镇静剂。

（五）知识缺乏：缺乏心绞痛的用药、饮食，心肌梗死的预后等知识

1．定义　个体处于缺乏某疾病治疗、护理、保健等方面的知识和技能的状态。

2．诊断依据

（1）主要依据：①未遵医嘱规律用药；②不恰当的生活方式，如生活不规律、常喝酒、吸烟、进食高脂肪餐等。

（2）次要依据：多次询问病情及预后。

3．护理目标

（1）患者住院期间对治疗过程表示理解，并能积极配合。

（2）患者3天内能说出改变生活方式及习惯的依据。

4．护理措施

（1）向患者讲解心肌梗死的病因及诱因。

（2）告诉患者急性期治疗原则、主要的治疗措施。

（3）向患者讲解规律生活、合理饮食的重要性，帮助患者以低脂肪、低胆固醇、低热量、高维生素为原则，制订食谱。

（4）在药物治疗和坚持规律用药方面给予指导。

（六）潜在并发症：心律失常

1．护理目标　及时发现和控制心律失常。

2．护理措施

（1）持续心电监护3～5天，密切观察患者的心率、节律的变化。

（2）准备好抢救设备及药品，抢救仪器固定放置。

（3）监测电解质和酸碱平衡状况。

案例二

根据所给病历，针对患者存在的健康问题列出护理诊断，并就其中一项护理诊断制订护理计划，以PIO格式记录。

1．病史　患者王某，女性，75岁，患肺源性心脏病8年，此次由于受凉引发肺炎而住院接受治疗。

2．护理体检　体温：39.4℃，脉搏：106次／分，呼吸：24次／分，血压：150/100mmHg。患者面色潮红，神志清楚，情绪极度烦躁，主动体位，查体合作，痰液黏稠不易咳出。口腔内左颊部可见一约1cm×0.5cm大小溃疡，达肌层，创面较多坏死组织，触痛（+），咽轻度充血，胸骨压痛，双肺呼吸音粗，右下肺可闻及湿啰音，生活不能自理。

【护理诊断】

1．体温过高　与肺部感染有关。

2．清理呼吸道无效　与痰液黏稠无力咳出有关。

3．口腔黏膜改变　与机体抵抗力下降有关。

4．生活自理缺陷　与年老体弱有关。

5．焦虑　表现为极度烦躁，与身体健康受到威胁有关。

P：体温过高：与肺部感染有关。

I：

（1）监测体温变化，每 4 小时测量 1 次并记录。

（2）给予头部冷敷、温水擦浴等物理降温，30 分钟后测量体温。

（3）指导患者多饮水，必要时静脉补充液体。

（4）及时擦干汗液，更换内衣和被服，保持皮肤清洁，预防感冒。

（5）口腔护理每天 3 次，用金霉素甘油涂溃疡处。

（6）给予高热量、高蛋白、高维生素、清淡易消化的流质饮食，以提高患者机体抵抗力。

（7）遵医嘱应用降温药物及抗生素，并观察患者用药后的效果，注意药物不良反应。

（8）注意病房内的温度和湿度适宜，保持空气流通。

O： 患者服退热药物 30 分钟后体温降至 38.3℃，3 小时内饮水 400ml。

附2 患者入院护理评估单

姓名_____床号_____科别_____病室_____住院号_____

一、一般资料

姓名_____性别_____年龄_____职业

民族_____籍贯_____婚姻_____文化程度_____宗教信仰_____

联系地址_____联系人_____电话_____

主管医师_____护士_____收集资料时间_____

入院时间_____入院方式：步行　扶行　轮椅　平车

入院医疗诊断_____

入院原因（主诉和简要病史）_____

既往疾病史（医疗诊断、时间和是否治愈）_____

目前用药情况：无　有　药物名称_____剂量_____用法_____末次剂量和时间_____

过敏史：无　有（药物_____食物_____其他_____）

家族史：高血压、冠心病、糖尿病、_____肿瘤、癫痫、精神病、_____传染病、_____遗传病、其他_____

二、生活状况及自理程度

1. 饮食形态

基本膳食：普食　软饭　半流质　流质　禁食

食欲：正常　增加　亢进____天/周/月　下降/厌食____天/周/月

近期体重变化：无　增加/下降____kg/____月（原因_____）

其他：_____

2. 睡眠休息形态

休息后体力是否容易恢复：是　否（原因_____）

睡眠：正常　入睡困难　易醒　早醒　多梦　噩梦　失眠

辅助睡眠：无　药物　其他方法

其他：_____

3．排泄形态

排便：____/d 性状____正常 / 便秘 / 腹泻 / 便失禁 造瘘

排尿：____/d 颜色____性状____尿量____ml/24h 尿失禁 尿潴留 留置导尿
膀胱造瘘

4．健康感知 / 健康管理形态

吸烟：无 偶尔吸烟 经常吸烟____年____支 / 天 已戒____年

饮酒 / 酗酒：无 偶尔饮酒 经常饮酒____年____ml/d 已戒____年

遵循医嘱 / 健康指导：是 否（原因_____）

寻求促进健康的信息：无 有（沟通交流 / 报刊 / 书籍 / 广播）

5．活动 / 运动形态

自理：全部 障碍（进食 沐浴 / 卫生 穿着 / 修饰 如厕）

活动能力：下床活动 卧床（自行翻身 / 不能自行翻身）

步态：稳 不稳（原因_____）

医疗 / 疾病限制：医嘱卧床 持续静滴 石膏固定 牵引 瘫痪

辅助工具：无 轮椅 拐杖 手杖 助行器 假肢 其他

6．其他：_____

三、体格检查

T_____℃ P_____/min R_____/min BP_____mmHg

身高_____cm 体重_____kg

1．神经系统

意识状态：清醒 意识模糊 嗜睡 谵妄 昏迷

语言表达：清楚 含糊 语言困难 失语

定向能力：准确 障碍（自我 时间 地点 人物）

2．皮肤黏膜

皮肤颜色：正常 潮红 苍白 发绀 黄染 皮肤温度：温 凉 热

皮肤湿度：正常 干燥 潮湿 多汗

完整性：完整 皮疹 出血点 其他_____

褥疮（Ⅰ/Ⅱ/Ⅲ度）（部位 / 范围_____）

口腔黏膜：正常 充血 出血点 糜烂溃疡 疱疹 白斑

其他：_____

3．呼吸系统

呼吸方式：自主呼吸 机械呼吸 节律：规则 异常 频率_____/min

深浅度：正常 深 浅 呼吸困难：无 轻度 中度 重度

咳嗽：无 有 痰：无 容易咳出 不易咳出 痰（色___量___粘稠度）

其他：_____

4．循环系统

心律：规则 心律不齐 心率：_____/min

水肿：无 有（部位 / 程度_____）

其他：_____

5. 消化系统

胃肠道症状：恶心呕吐（颜色＿＿＿性质＿＿＿次数＿＿＿总量＿＿＿）

　　　　　　　　嗳气　反酸　烧灼感　腹胀　腹痛（部位／性质＿＿＿＿＿＿＿＿）

腹部：软　肌紧张　压痛／反跳痛　可触及包块（部位／性质＿＿＿＿＿＿）

腹水（腹围＿＿＿＿＿cm）

其他：＿＿＿＿＿＿＿＿＿＿＿＿＿＿＿＿＿＿＿

6. 生殖系统

月经：正常　紊乱　痛经　月经量过多　绝经

其他：＿＿＿＿＿＿＿＿＿＿＿＿＿＿＿＿＿＿＿

7. 认知／感觉形态

疼痛：无　有　部位／性质

视力：正常　远／近视　失明（左／右／双侧）

听力：正常　耳鸣　重听　耳聋（左／右／双侧）

触觉：正常　障碍（部位＿＿＿＿＿＿）

嗅觉：正常　减弱　缺失

思维过程：正常　注意力分散　远／近期记忆力下降　思维混乱

其他：＿＿＿＿＿＿＿＿＿＿＿＿＿＿＿＿＿＿＿

四、心理社会方面

1. 情绪状态：镇静　易激动　焦虑　恐惧　悲哀　无反应

2. 就业状态：固定职业　丧失劳动力　失业　待业

　　角色问题：无　角色概念冲突　缺乏角色意识

　　与他人交往：正常　较少　回避

3. 沟通：希望与更多的人交往　语言交流障碍　不愿与人交往

4. 医疗费用来源：自费　劳保　公费　医疗保险　其他

5. 与亲友关系：和睦　冷淡　紧张

6. 遇到困难最愿向谁倾诉：父母、子女、其他

五、入院介绍（患者知道）

负责自己的医生、护士姓名，病室环境，病室制度（查房、开饭、探望、熄灯时间）及粪、尿常规标本留取法。

附3　NANDA-I 216项护理诊断分类

领域1：健康促进

类别1：健康察觉

娱乐活动缺失

静态的生活方式

类别2：健康管理

社区健康缺失

危险倾向的健康行为

无效性健康维护

有免疫状态改善的趋势

无效性保护能力

自我健康管理无效

有自我健康管理改善趋势

家庭执行治疗计划无效

领域2：营养

类别1：摄食

母乳不足

无效性婴儿喂养型态

营养失调：低于机体需要量

营养失调：高于机体需要量

有营养改善的趋势

有营养失调的危险：高于机体需要量

吞咽障碍

类别 2：消化

目前没有

类别 3：吸收

目前没有

类别 4：代谢

有血糖不稳定的危险

新生儿黄疸

有新生儿黄疸的危险

有肝功能受损的危险

类别 5：水化

有电解质失调的危险

有体液平衡改善的趋势

体液不足

体液过多

有体液不足的危险

有体液失衡的危险

领域 3：排泄与交换

类别 1：泌尿功能

功能性尿失禁

满溢性尿失禁

反射性尿失禁

压力性尿失禁

急迫性尿失禁

有急迫性尿失禁的危险

排尿障碍

有排尿功能改善的趋势

尿潴留

类别 2：胃肠功能

便秘

感受性便秘

有便秘危险

腹泻

胃肠功能性失常

有胃肠功能性失常的危险

排便失禁

类别 3：皮肤功能

目前没有

类别 4：呼吸功能

气体交换受损

领域 4：活动 / 休息

类别 1：睡眠 / 休息

失眠

睡眠剥夺

有睡眠改善的趋势

睡眠形态紊乱

类别 2：活动 / 运动

有废用综合征的危险

床上活动障碍

躯体活动障碍

借助轮椅活动障碍

移动能力障碍

步行障碍

类别 3：能量平衡

能量场紊乱

疲乏

恍惚状态

类别 4：心血管 / 肺部反应

活动无耐力

有活动无耐力的危险

低效性呼吸型态

心输出量减少

有胃肠灌注无效的危险

有肾脏灌注无效的危险

自主呼吸障碍

外周组织灌注无效

有心脏组织灌注不足的危险

有脑组织灌注无效的危险

有外周组织灌注无效的危险

呼吸机依赖

类别 5：自我照顾

持家能力障碍

有自理能力增强的趋势

沐浴自理缺陷

穿着自理缺陷

进食自理缺陷

如厕自理缺陷

忽略自我健康管理

领域5：知觉/认知

类别1：注意力

单侧身体忽视

类别2：定向力

环境认知障碍综合征

类别3：感觉/认知

目前没有

类别4：认知

急性意识障碍

慢性意识障碍

有急性意识障碍的危险

冲动控制无效

知识缺乏

有知识增进的趋势

记忆功能障碍

类别5：沟通

有沟通增进的趋势

语言沟通障碍

领域6：自我感知

类别1：自我概念

无望感

有个人尊严受损的危险

有孤独的危险

自我认同紊乱

有我认同紊乱的危险

有自我概念改善的趋势

类别2：自尊

长期自尊低下

情景性自尊低下

有长期自尊低下的危险

有情景性自尊低下的危险

类别3：身体心像

身体心像紊乱

领域7：角色关系

类别1：照顾者角色

母乳喂养无效

母乳喂养中断

有母乳喂养改善的趋势

照顾者角色紧张

有照顾者角色紧张的危险

养育功能障碍

有养育功能改善的趋势

有养育功能障碍的危险

类别2：家庭关系

有依附关系受损的风险

家庭运作功能障碍

家庭运作功能紊乱

有家庭运作功能改善的趋势

类别3：角色扮演

人际关系失常

有人际关系改善的趋势

有人际关系失常的危险

父母角色冲突

角色扮演无效

社会交往障碍

领域8：性

类别1：性认同

目前没有

类别2：性功能

性功能障碍

性生活型态无效

类别3：生殖

生育过程无效

有生育过程改善的趋势

有生育过程无效的危险

有母体与胎儿双方受干扰的危险

领域9：应对/应激耐受性

类别1：创伤后反应

创伤后综合征

有创伤后综合征的危险

强暴创伤综合征

迁移应激综合征

有迁移应激综合征的危险

类别2：调适反应

活动计划无效

有活动计划无效的危险

焦虑

防卫性应对能力

无效性应对能力

有应对增强的趋势

社区应对无效

有社区应对增强的趋势

妥协性家庭应对

无能性家庭应对

有家庭应对增强的趋势

对死亡的焦虑

无效性否认

成人生育障碍

恐惧

悲伤

复杂性悲伤

有复杂性悲伤的危险

有能力增强的趋势

无能为力感

有无能为力感的危险

个人恢复能力障碍

有恢复能力增强的趋势

有恢复能力受损的危险

持续性悲伤

压力负荷过重

类别 3：神经行为压力

自主性反射失调

有自主性反射失调的危险

婴幼儿行为紊乱

有婴儿行为紊乱的危险

有婴儿行为调节改善的趋势

颅内适应能力低下

领域 10：生活准则

类别 1：价值

有希望增进的趋势

类别 2：信念

有精神安适增进的趋势

类别 3：价值/信念/行动一致

有增强决策力的趋势

决策冲突

道德困扰

不依从行为

宗教信仰减弱

有宗教信仰减弱的趋势

有宗教信仰增强的趋势

精神困扰

有精神困扰的危险

领域 11：安全/防护

类别 1：感染

有感染的危险

类别 2：身体伤害

清理呼吸道无效

有误吸的危险

有出血的危险

牙齿受损

有干眼症的危险

有跌倒的危险

有受伤的危险

口腔黏膜受损

有手术期体位性损伤的危险

有周围神经血管功能障碍的危险

有休克的危险

皮肤完整性受损

有皮肤完整性受损的危险

有窒息的危险

有婴儿猝死综合征的危险

术后恢复延迟

有热损伤的危险

组织完整性受损

有外伤的危险

有血管损伤的危险

类别 3：暴力

有对他人施行暴力的危险

有对自己施行暴力的危险

自残

有自残的危险

有自杀的危险

类别 4：环境危害

受污染

有受污染的危险

有中毒的危险

类别 5：防卫过程

有对碘造影剂不良反应的危险

乳胶过敏反应

有过敏反应的危险

有乳胶过敏反应的危险

类别 6：体温调节

有体温失调的危险

体温过高

体温过低

体温调节无效

领域 12：舒适

舒适度减弱

有舒适增进的趋势

恶心

急性疼痛

慢性疼痛

社交孤立

领域 13：成长 / 发展

类别 1：成长

有生长失调的危险

类别 2：发育

成长与发育迟滞

有发展迟滞的危险

附 4　临床常见护理诊断内容举例

（一）营养失调：低于机体需要量

【定义】　非禁食个体处于营养摄入不足以满足机体需要量的状态。

【诊断依据】

1．主要依据

（1）食物摄入低于每日需要量。

（2）体重下降，低于正常标准体重的 20% 以上。

2．次要依据

（1）有引起摄入不足的因素存在，如吞咽困难、厌食等。

（2）有营养不良或某些营养素缺乏的表现，如消瘦、肌肉软弱无力、面色苍白、血红蛋白下降、血清白蛋白下降等。

【相关因素】

1．病理生理因素

（1）各种疾病导致营养素摄入困难或障碍，如咀嚼或吞咽困难、厌食、拒食等。

（2）疾病导致营养素吸收障碍，如慢性腹泻等。

（3）营养素或能量消耗增加，如甲状腺功能亢进、糖尿病、烧伤、长期感染、发热等。

2．治疗因素

（1）放疗、化疗或口腔、咽喉部手术等损伤影响摄入。

（2）某些药物治疗影响食欲与吸收，如口服磺胺药物之后。

（3）外科手术、放疗之后营养消耗增加。

3．情境因素

（1）环境不良，学习、工作压力或情绪不良引起食欲下降。

（2）特殊环境或因素不能获取食物，如水灾之后等。

4．年龄因素　新生儿、婴幼儿喂养不当，老年人消化功能下降。

（二）体温过高

【定义】　个体体温高于正常范围的状态。

【诊断依据】

1．主要依据　体温在正常范围以上。

2．次要依据

（1）皮肤潮红、触摸发热。

（2）脉搏、呼吸增快。

（3）疲乏、无力、头痛、头晕。

【相关因素】

1．病理生理因素　感染、外伤、脱水、代谢率增高等。

2．治疗因素　手术、药物等。

3．情境因素　处于热环境中、剧烈活动等。

（三）气体交换受损

【定义】　个体处于肺泡和微血管之间氧气和二氧化碳交换减少的状态。

【诊断依据】

1．主要依据　用力或活动时感到呼吸费力或困难。

2．次要依据　有缺氧或二氧化碳潴留的表现：

（1）神经系统表现：烦躁、焦虑、意识模糊、嗜睡。

（2）呼吸系统表现：端坐呼吸、呼吸急促、呼气延长、心率增快、心律失常甚至心力衰竭。

（3）消化系统表现：胃区饱胀、食欲下降。

（4）其他：发绀、疲乏无力、尿量减少等。

（5）血气分析：血 $PaO_2\downarrow$、$PaCO_2\uparrow$、血氧饱和度（SaO_2）$\downarrow$。

【相关因素】

1．病理生理因素　肺部感染等病变致肺泡呼吸面积减少及呼吸膜改变，气管、支气管病变或异物、分泌物滞留致气道通气障碍，神经系统疾病致呼吸活动异常等。

2．治疗因素　麻醉药物等引起的呼吸抑制，气管插管等致呼吸道阻塞，吸入氧浓度过低等。

3．情境因素　因创伤、手术或认知障碍致呼吸活动异常。

4．年龄因素　早产儿、老年人呼吸中枢或肺呼吸功能降低。

（四）清理呼吸道无效

【定义】　个体处于不能有效咳嗽以清除呼吸道分泌物或阻塞物，引起呼吸不通畅的威胁状态。

【诊断依据】

1．主要依据

（1）无效咳嗽或咳嗽无力，如患者说排痰时伤口疼痛不敢咳嗽。

（2）不能排出呼吸道分泌物或阻塞物，如咳嗽时表情痛苦，痰液黏稠，不易咳出。

2．次要依据

（1）呼吸音不正常，如有痰鸣音。

（2）呼吸的频率、节律、深度发生异常改变，如呼吸急促。

【相关因素】

1．病理生理因素　肺部感染引起分泌物过多、痰液黏稠，手术后引起呼吸运动受限而不能排出分泌物等。

2．治疗因素　使用镇静药、麻醉剂引起不能有效咳嗽。

3．情境因素　由于手术疼痛或认知障碍等不敢咳嗽，空气干燥、吸烟、空气严重污染等致呼吸道分泌物异常等。

4．年龄因素　新生儿咳嗽反射低下，老年人咳嗽反射迟钝、咳嗽无力。

（五）有受伤的危险

【定义】　个体处于适应和防御能力降低，在与环境互相作用中易受到损伤的危险状态。

【诊断依据】　有危险因素存在（同相关因素）。

【相关因素】

1．病理生理因素　因缺氧、眩晕等脑功能异常，因步态不稳、截肢等活动功能异常，视听、触觉等各种感觉器官异常等。

2．治疗因素　镇静药、降压药等药物影响中枢神经功能，石膏固定、拐杖等影响活动。

3．情境因素　环境陌生，房屋结构布局与设施不当，交通运输方式不当等。

4．年龄因素　小儿生活能力低下和缺乏安全意识，老年人感知、运动功能缺陷等。

（六）有皮肤完整性受损的危险

【定义】　个体的皮肤处于可能受损伤的危险状态。

【诊断依据】　有致皮肤损害的危险因素存在（同相关因素）。

【相关因素】

1．躯体不能活动　如昏迷、偏瘫、骨折等。

2．皮肤受到潮湿、摩擦的刺激　如大小便失禁。

3．皮肤营养失调　如肥胖、消瘦、水肿。

（七）活动无耐力

【定义】　个体因生理功能降低而处于不能耐受日常必要活动的状态。

【诊断依据】

1．主要依据

（1）活动中出现头晕、呼吸困难。

（2）活动后出现气短、不适，心率、血压异常。

（3）自述疲乏、无力或虚弱。

2．次要依据

（1）面色苍白或发绀。

（2）意识模糊、眩晕。

（3）心电图改变。

【相关因素】

1．病理生理因素

（1）各种疾病造成的缺氧或氧供给相对不足。

（2）饮食不足或营养不良等所致的能量供给不足。

2．治疗因素　手术、放疗、化疗所致的代谢增加。

3．情境因素　长期卧床，久坐性或惰性生活方式，地理或气候因素造成氧供不足。

4．年龄因素　老年人。

（八）睡眠形态紊乱

【定义】 个体处于睡眠不足或中断等休息方式的改变，并出现不适和（或）影响正常生活的一种状态。

【诊断依据】

1. 主要依据

（1）成人入睡或保持睡眠状态困难。

（2）儿童不愿就寝、夜间常醒着或渴望与父母一起睡。

2. 次要依据

（1）白天疲劳、打瞌睡。

（2）烦躁、情绪不稳、易怒、面无表情、眼圈发黑。

【相关因素】

1. 病理生理因素 各种疾病造成的不适、疼痛而经常觉醒，如心绞痛、腹泻、尿频、尿潴留、便秘等。

2. 治疗因素 静脉输液、牵引、石膏固定等改变睡眠姿势而不适，应用镇静药、催眠药等白天睡眠过多。

3. 情境因素 过度紧张、恐惧，生活环境变化，生活方式改变（如值夜班、白天睡眠过多），过度活动等。

4. 年龄因素 小儿恐惧黑暗，女性更年期内分泌改变等。

（九）知识缺乏（特定的）

【定义】 个体处于缺乏某种疾病治疗、护理、保健等方面的知识和技能的状态。

【诊断依据】

1. 主要依据

（1）自述或行为表现缺乏有关知识和技能，并要求学会。

（2）没有正确执行医护措施。

2. 次要依据

（1）误解有关知识和技能。

（2）日常生活中没有落实有关治疗和护理计划，如没有认真执行低盐饮食。

（3）因知识缺乏出现焦虑、抑郁等心理变化。

【相关因素】

1. 病理生理因素 缺乏疾病诊断、防治知识；疾病导致认知障碍。

2. 情境因素 认知水平障碍；缺乏信息资源；对信息理解不正确；文化、语言沟通障碍；缺乏学习兴趣和动机。

3. 年龄因素 儿童缺乏卫生、安全、自理、营养等知识。青年人缺乏安全、性知识及保持健康等知识。老年人缺乏识别早期疾病知识及老年保健等知识。

（十）疼痛

【定义】 个体感到或说出有严重不舒适的感觉。

【诊断依据】

1. 主要依据 患者自述有疼痛感。

2. 次要依据

（1）表情痛苦、呻吟。

（2）强迫体位、按揉疼痛部位。

（3）急性疼痛的反应：血压升高，脉搏、呼吸增快，出汗，注意力不集中等。

【相关因素】

1. 病理生理因素　烧伤、外伤、骨折等引起组织损伤，肌肉痉挛、下肢血管痉挛或阻塞等。

2. 治疗因素　手术、静脉穿刺、组织活检、骨穿等引起组织损伤等。

3. 情境因素　不活动、体位不当等。

（十一）焦虑

【定义】　个体或群体处于因模糊、不明确、不具体的威胁而感到不安与不适的状态。

【诊断依据】

1. 生理方面　失眠、疲劳感、口干、肌肉紧张、感觉异常等，脉搏增快、呼吸增快、血压升高、出汗、烦躁、声音发颤或音调改变。

2. 心理方面　不安感、无助感、缺乏自信、预感不幸等，易激动、爱发脾气、无耐心、常埋怨别人等。

3. 认知方面表现　注意力不集中、健忘、怀念过去、不愿面对现实。

【相关因素】

1. 病理生理因素　基本需要（空气、水、食物、排泄、安全等）未得到满足，如心肌缺血缺氧而疼痛、尿潴留引起不适。

2. 治疗因素　担心手术、治疗或检查发生意外，不熟悉医院环境等。

3. 情境因素　自尊受到威胁，对死亡、失去亲人的恐惧，家庭经济困难等。

4. 年龄因素　小儿因住院与家人分离。

（十二）躯体活动障碍

【定义】　个体独立移动躯体的能力受限制的状态。

【诊断依据】

1. 主要依据

（1）不能自主地活动（床上活动，上、下床及室内活动等）

（2）强制性约束不能活动，如肢体制动、牵引、医嘱绝对卧床等。

2. 次要依据

（1）肌肉萎缩，肌力、肌张力下降。

（2）协调、共济运动障碍。

（3）关节运动受限。

【相关因素】

1. 病理生理因素　神经肌肉受损，肌肉骨骼损伤，感知认知障碍，活动无耐力的疾病；疼痛不适。

2. 情境因素　抑郁、焦虑心理。

3. 年龄因素　老年人运动功能退行性变化使活动受限。

活动功能分级：

0级：能完全独立地活动。

Ⅰ级：需助行器械辅助活动。

Ⅱ级：需他人帮助活动。

Ⅲ级：既需助行器又需他人帮助活动。

Ⅳ级：不能活动,完全依赖帮助。

附5 常见医护合作性问题

1. 潜在并发症:心/血管系统

1.1 局部缺血性溃疡

1.2 心输出量减少

1.3 心律失常

1.4 肺水肿

1.5 心源性休克

1.6 深静脉血栓形成

1.7 血容量减少性休克

1.8 外周血液灌注不足

1.9 高血压

1.10 先天性心脏病

1.11 心绞痛

1.12 心内膜炎

1.13 肺栓塞

1.14 脊髓休克

2. 潜在并发症:呼吸系统

2.1 低氧血症

2.2 肺不张/肺炎

2.3 支气管狭窄

2.4 胸腔积液

2.5 气管坏死

2.6 呼吸机依赖性呼吸

2.7 气胸

2.8 喉头水肿

3. 潜在并发症:肾/泌尿系统

3.1 急性尿潴留

3.2 肾灌注不足

3.3 膀胱穿孔

3.4 肾结石

4. 潜在并发症:胃肠-肝-胆系统

4.1 麻痹性肠梗阻/小肠梗阻

4.2 肝功能异常

4.3 高胆红素血症

4.4 内脏切除术

4.5 肝脾大

4.6 柯林溃疡

4.7 腹水

4.8 胃肠出血

5. 潜在并发症:代谢/免疫/造血系统

5.1 低血糖/高血糖

5.2 负氮平衡

5.3 电解质紊乱

5.4 甲状腺功能障碍

5.5 体温过低(严重的)

5.6 体温过高(严重的)

5.7 败血症

5.8 酸中毒(代谢性、呼吸性)

5.9 碱中毒(代谢性、呼吸性)

5.10 甲状腺功能减退/甲状腺功能亢进

5.11 变态反应

5.12 供体组织排斥反应

5.13 肾上腺功能不全

5.14 贫血

5.15 血小板减少症

5.16 免疫缺陷

5.17 红细胞增多症

5.18 镰状细胞危象

5.19 弥散性血管内凝血

6. 潜在并发症:神经/感觉系统

6.1 颅内压增高

6.2 中风

6.3 癫痫

6.4 脊髓压迫症

6.5 重度抑郁

6.6 脑膜炎

6.7 脑神经损伤(特定的)

6.8 瘫痪

6.9 外周神经损伤

6.10 眼压增高

6.11 角膜溃疡

6.12 神经系统疾病

7. 潜在并发症：肌肉 / 骨骼系统

7.1 骨质疏松

7.2 腔隙综合征

7.3 关节脱位

7.4 病理性骨折

8. 潜在并发症：生殖系统

8.1 胎儿窘迫

8.2 产后出血

8.3 妊娠高血压

8.4 月经过多

8.5 月经频繁

8.6 梅毒

8.7 产前出血

8.8 早产

9. 潜在并发症：药物治疗副作用

9.1 肾上腺皮质激素治疗的副作用

9.2 抗焦虑治疗的副作用

9.3 抗心律失常治疗的副作用

9.4 抗凝治疗的副作用

9.5 抗惊厥治疗的副作用

9.6 抗抑制治疗的副作用

9.7 抗高血压治疗的副作用

9.8 抗肿瘤治疗的副作用

9.9 抗精神病治疗的副作用

附 6　护理计划单

姓名　　　　　科别　　　　　病室　　　　　床号　　　　　住院号

日期	护理诊断	预期目标	护理措施	评价	停止日期	签名

（陈香娟）

复习思考题

扫一扫
测一测

1. 护理程序有哪些特点？

2. 书写护理诊断时应该注意哪些方面？

3. 排列护理诊断的顺序时应遵循的排序原则是什么？

4. 陈述护理目标时应注意哪些方面？

5. 某患者，女，12 岁，小学 6 年级学生，诊断"急性白血病"。患者近 1 周出现发热，乏力、懒动、轻度胸闷，皮肤上有瘀点、瘀斑，食欲较差，大小便及睡眠情况良好，生活尚能自理，患者为独生女，学习好，因反复发热、出血，影响学习，有焦虑心理。父母均是工人，未听说过"白血病"。护理体检：体温：39.1℃，脉搏：96 次 / 分，呼吸：24 次 / 分，血压：105/60mmHg。少年女性，发育正常，神志清，精神差，高热病容，贫血貌，皮肤温热、潮红，上肢可见片状瘀斑，睑结膜苍白，右下唇可见一约 1cm×1cm 大小溃疡，达肌层，创面较多坏死组织。根据以上资料，列出 3 个护理诊断，并就其中一个护理诊断做出护理计划。

课件
08章PPT

扫一扫
知重点

第八章

健 康 教 育

学习要点

1. 健康教育的概念，健康教育和卫生宣教的区别；
2. 健康教育的基本原则和内容，健康教育常用的方法和程序；
3. 运用所学知识初步具备对服务对象实施健康教育的能力。

　　健康教育是一项以提高全民健康为目的，以传播知识和行为干预为手段，帮助人们树立正确的健康意识，使个人、家庭和社会形成正确的健康认知，改变不良的生活习惯，形成良好的行为和生活方式，降低和消除影响健康的危险因素的有计划的教育活动。护理工作的重要职责之一就是通过健康教育唤起公众的保健意识，使他们改变不良的生活习惯，建立有利于健康的行为，掌握自我保健的方法和技术，提高全民的身体素质及生活质量。因此，护理工作者应该学习有关健康教育的知识，选择最佳的教育方法和途径，提高健康教育效果，从而更好地维护人类健康。

第一节　健康教育概述

一、相关概念

（一）健康教育

　　健康教育（health education）是指通过有计划、有组织、有系统的教育活动，促使人们自愿地采用有利于健康的行为，消除或降低危险因素，降低发病率、伤残率和死亡率，提高生活质量，并对教育效果做出评价。

　　健康教育是一种有明确目标或目的的教育活动，强调改变人们的行为，以提高生活质量为目的，其实质是一种干预措施。健康教育的核心是教育人们树立健康意识、促使人们改变不健康的行为生活方式，养成良好的行为生活方式，以降低或消除影响健康的危险因素。通过健康教育，能帮助人们了解哪些行为是影响健康的，并能自觉地选择有益于健康的行为生活方式。

（二）健康教育学

健康教育学（science of health education）是研究健康教育的理论、方法和实践及其一般规律的学科，是健康学与教育学综合所形成的一门新兴的交叉学科。它不仅涉及医学领域，还涉及行为学、教育学、心理学、社会学、传播学、经济学等相关学科领域。对其研究既要应用自然科学的方法，又要应用社会科学的方法。因此，健康教育学是一门以人类健康发展为中心，借助多学科的理论和方法，向人们揭示"人—自然界—社会"体系中健康本质的交叉学科。健康教育学作为一门独立的学科直到近三十年才得到较快的发展。在我国，健康教育还是一门年轻的学科。

（三）健康促进

1. 健康促进的概念　健康促进是 20 世纪 70 年代提出的一个公共卫生概念，是健康教育发展的新阶段。第一届国际健康促进大会上通过的《渥太华宣言》（Ottawa Charter for Health Promotion，1986）指出："健康促进是促使人们提高、维护和改善他们自身健康的过程。"这为健康促进提出了宏观的概念性定义，美国健康教育学家劳伦斯·格林指出："健康促进是包括健康教育及能促使行为和环境有益于健康的相关政策、法规、组织的综合。"这一概念使我们对健康促进的要素有了比较清晰的理解。

2. 健康教育与健康促进的关系　健康促进包括了健康教育，健康促进与健康教育相比，健康促进融客观的支持与主观参与于一体，包括政策和环境的支持。它不仅包括了健康教育的行为干预内容，同时，还强调行为改变所需的组织支持、政策支持、经济支持等环境改变的各项策略。健康教育是健康促进的基础，通过它激发领导者、社区和个人参与的意愿，营造健康促进的氛围，没有健康教育，健康促进则成无源之水；同时，健康教育如不向健康促进发展，其作用就会受到极大的限制；健康促进 = 健康教育 + 环境因素，健康促进 = 健康教育 + 行政手段。因此，二者的关系是：健康教育是健康促进的重要内容和原动力，而健康促进是健康教育取得成功的保证，健康促进是为实现人人享有卫生保健而采取的行为目标，而健康教育是实现这一目标的策略，二者是不可分割的统一体。

知识链接

我国的健康促进社会组织

健康促进需要全社会的广泛参与，但医疗卫生保健部门及其成员是推动健康促进的核心力量。他们是健康促进的倡导者、发动者、组织者和实施者，引领全社会积极主动参与健康促进活动。我国的健康促进社会组织如下：

1. 中国健康促进基金会　2006 年成立，是由原卫生部主管的全国公益性公募组织。其宗旨是募集资金，开展健康促进活动，推动健康促进事业的发展，为增强全民健康素质服务。

2. 中国健康促进与教育协会　1984 年成立，主要任务是团结全国健康教育工作者，并且联系社会各界，发展和推动我国的健康促进与教育事业。其日常工作包括通过开展有关各项健康教育的公益事业、组织经常性的学术活动，以加强健康、医疗卫生知识的传播，倡导健康文明的生活方式，促进公众合理营养，提高群众的健康意识和自我保健能力。

（四）卫生宣教

1. 卫生宣教的定义　卫生宣教是指卫生宣教机构或工作人员利用宣传栏、宣传单或现代媒体，向民众宣传卫生知识，是实现特定健康教育目的的一种手段，而不是健康教育的实质。

2. 卫生宣教、健康教育、健康促进三者的关系

（1）卫生宣教与健康教育的关系：二者既有联系又有区别。其联系为：我国当前的健康教育是在过去卫生宣教的基础上发展起来的；卫生宣教仍然是目前健康教育的主要措施。二者的区别为：卫生宣教单纯是一种卫生知识的传播，而健康教育是一种有计划、有目的、有评价的教育活动，强调改变人们的行为，以提高生活质量为目的。其具体区别见表8-1。

表 8-1　卫生宣教与健康教育的区别

	卫生宣教	健康教育
目的	普及卫生知识	建立健康的行为
方法	单向交流、灌输	双向交流、计划、实施、评价
相关知识	医学、预防、心理学等	医学、预防、教育学、信息传播学、行为学
教育对象	接受（不易测量）	接受、执行、评价效果
护士	传授	计划、指导、传授等

（2）卫生宣教、健康教育与健康促进的关系：卫生宣教、健康教育、健康促进是健康教育发展过程的三个阶段。它们的关系是：后者包容前者，后者是前者的发展。

二、健康教育的目的与意义

（一）健康教育的目的

1991年6月，第十四届世界健康大会上，国际健康教育联盟主席托斯马等提出，健康教育的最终目的是：

1. 增强人们的健康，使个人和群体为实现健康目标而奋斗。

2. 提高或维护健康。

3. 预防非正常死亡，防止疾病和残疾的发生。

4. 改善人际关系，增强人们的自我保健能力；传播健康知识，破除迷信，摒弃陋习，养成良好的卫生习惯；倡导文明、健康、科学的生活方式。

（二）健康教育的意义

健康教育作为卫生保健的战略措施，已得到全世界公认，在预防疾病、促进健康等方面具有重要的意义。

1. 健康教育是初级卫生保健的首要任务　WHO在《阿拉木图宣言》中把健康教育作为初级卫生保健八项任务之首，并指出"健康教育是所有卫生问题、预防方法及控制措施中最为重要的"。可以说，健康教育在实现健康目标、社会目标、经济目标中具有重要的地位。

2. 健康教育是一项低投入、高产出、高效益的保健措施　随着人类疾病谱和死亡谱的变化，慢性非传染性疾病如脑血管疾病、肿瘤、心血管疾病等已成为人类的主要死因，这些疾病的发生、发展多与不良的生活方式、行为有关。健康教育实践证明，

采取合理膳食、加强锻炼、不吸烟、适量饮酒等有益于健康的生活方式,可以有效地降低疾病的发病率和死亡率,大大减少医疗费用。

3．提高人群的自我保健意识和能力　自我保健是指人们为维护和增进健康,预防、发现和治疗疾病,自己采取的卫生行为以及做出的与健康有关的决定。健康教育可以使公众了解和掌握自我保健知识,培养人们的健康责任感,促使他们改变不良的行为方式和生活习惯,提高自我保健能力。

4．有利于控制医疗行为,改善医患关系　在为患者服务的过程中,适时恰当地施以不同形式的健康教育,既让患者获得了防病治病的保健知识,又让他们从内心感到关怀和温暖,由此而产生对医护人员的尊重和依赖。良好的护患关系会给患者带来安全感和治疗疾病的信心,他们愿意把生命托付给医护人员,而对医护人员来说,良好的护患关系,则是进行治疗、护理的必备前提。

5．促进精神文明建设　健康教育是建设社会主义精神文明的重要组成部分。目前,我国广大农村还存在着封建迷信思想。许多人相信"鬼"和"神",有病时求巫不求医,严重影响人们的健康。健康教育可以使群众掌握科学知识,自觉破除封建迷信思想,加强精神文明建设。

第二节　健康教育的基本原则与内容

一、健康教育的基本原则

健康教育是一项复杂的、系统的教育活动,在实施健康教育的过程中,必须遵循一定的规律和原则,才能达到教育目的,促使个体和群体改变其不健康的行为和生活方式。

1．科学性　健康教育的内容必须科学、正确、详实。教育的内容应有科学依据,采用的数据应可靠无误,举例应实事求是,及时应用新的科学研究结果,摒弃陈旧过时的内容,缺乏科学性的教学内容和方法往往适得其反。

2．规律性　健康教育要按照不同人群的认知、思维和记忆规律,由简到繁、由浅入深、从具体到抽象进行。学习应该是一个循序渐进的过程,每次学习活动应建立在上一次学习的基础之上,一次的教学内容不宜安排过多,并逐渐累积以达到良好的教育效果。

3．针对性　健康教育应针对不同人群的特点,采用不同的教育方法。健康教育对象的年龄、性别、个性、嗜好、健康状况及学习能力不同,对卫生保健知识的需求也不尽相同,因此,在实施健康教育计划之前,应全面评估服务对象的学习需要,了解服务对象需要了解和掌握的知识,并在此基础上制订出有效可行的健康教育计划,设计与学习者年龄、性别、爱好、文化背景相适宜的健康教育形式。

4．通俗性　进行健康教育时,应采用学习者易于接受的教育形式和通俗易懂的语言,避免过多地使用医学术语,可以运用现代技术手段,如影像、动画、照片等,对于儿童可使用形象生动的比喻和儿化语言,对于文化层次较低的群体用一些当地的俗语,可以帮助其更好地理解,有利于提高人群的学习兴趣和对知识的理解。

5．启发性　健康教育应该通过启发教育,使服务对象知道不健康行为的危害性,鼓励与肯定其行为的改变,形成自觉的健康意识和习惯,提高健康教育效果。采取多种启发教育方式，如用生动的案例，组织同类患者或人群交流经验与教训，其示范和启发作用往往比单纯的说教效果更好。

6. 可行性　健康教育必须以当地的经济、社会、文化及风俗习惯为基础，才能达到预期的目的。健康教育的目的是公众能产生自觉的健康行为，个体或群体的行为或生活方式与居住条件、饮食习惯、工作条件、市场供应、社会规范、环境状况等因素有关。因此，健康教育必须考虑到以上多种因素，促进健康教育目的的实现。

7. 合作性　健康教育的成功需要依靠学习者与其他健康服务者的积极参与，只有个人、家庭、社区、卫生专业人员、卫生服务机构和政府共同承担责任，才能成功地实现健康教育的目标。因此，健康教育需要动员社会和家庭等支持系统的参与和合作，如父母、子女、同事、朋友等的支持参与，以帮助学习者达到健康的行为。

8. 行政性　政府部门的领导与支持是开展健康教育活动最重要的力量，开展健康教育活动也应被包含在整个医疗卫生计划内。医疗卫生部门应有专门的人员负责组织和协调健康教育，所需经费及人力、物力也应该有统一的安排。

知识链接

医院健康教育的有利条件

在医院的特定场所开展健康教育，具有下列优势：

1. 针对性强　"失去的东西，倍感可贵"，健康也同样如此。当一个人处于健康状态时，往往体会不到健康的可贵和幸福，体会不到健康知识的重要性，因而，对预防疾病的知识缺乏自觉的要求。然而，一旦受到疾病的痛苦折磨，对卫生知识的渴求则会大大提高。

2. 高技术优势　医院有广大的医护人员，他们不但掌握系统的医学知识，而且直接为患者服务，是开展健康教育最有影响、最有权威的人员。

3. 患者相对集中　特别是住院患者有一定的时间参与健康教育计划，并且易于按不同的疾病分类，有针对性地开展健康教育。

二、健康教育的内容

不同人群对健康教育的需求存在一定的差异，同时，随着健康教育理论与实践的不断发展，健康教育的内容也在逐渐扩展和深化。健康教育的内容通常分为：

（一）一般性健康教育

主要帮助公众了解增强个人和群体健康的基本知识，如个人卫生、营养、疾病防治、精神或心理卫生知识等。

（二）特殊健康教育

主要为特殊职业、特殊人群的健康教育知识。如职业病的防治知识、妇女保健知识、儿童健康知识、中老年预防保健知识等。

（三）卫生法规的教育

旨在提高人群的卫生法制观念，增强健康的责任心和守法的自觉性。

（四）患者的健康教育

此类教育以医院为基地，护士利用医院的特殊环境有针对性地对护理对象实施健康教育,更容易获得明显效果。由于疾病的种类繁多,致病因素复杂,服务对象的生活和工作场所分布广泛,因此,医疗机构的健康教育内容非常复杂,其基本内容概括归纳如下:

1. 各种流行病防治知识

(1)法定传染病的防治知识:包括传染源、传播途径、预防方法,以及疫情报告、隔离、消毒、护理、治疗等有关知识。

(2)非传染性疾病的防治知识:如冠心病、脑血管病、肿瘤、糖尿病、高血压等疾病的预防、治疗、康复等方面的知识。

2. 一般卫生知识的宣传教育

(1)常见病的防治知识:包括内科、外科、妇产科、儿科、五官科、肿瘤科、皮肤科等有关疾病的一般防治知识。

(2)各种仪器治疗知识:如放射线、红外线、激光等治疗方法的适应证、禁忌证和有关注意事项等内容。

(3)检查化验知识:如血、尿、粪三大常规,各种血液生化功能检查,X线检查,心电图、B超、胃镜、膀胱镜、CT、磁共振检查等,都应向患者说明检查的目的、检查中应注意的事项和采集标本的方法。

(4)合理用药知识:常用药物的适应证、禁忌证、服法、剂量、副作用、注意事项等;各类中药的服法、煎制法及适应证、禁忌证;按时按量遵医嘱服药的重要性等。

(5)就诊知识:如门诊挂号、住院手续、医院科室分布及医院各项规章制度等。

(6)日常生活中饮食起居方面的卫生知识:如不同疾病患者及其家庭成员在接受治疗和康复过程中的注意事项等。

3. 心理卫生和心理治疗知识

(1)教育患者正确对待自身的疾病,帮助患者树立战胜疾病、早日康复的信念。

(2)对患者家属及陪护人员进行保护性原则教育,教育他们在精神上给患者以支持和鼓励,避免恶性刺激。

(3)针对不同类型患者的心理特点和心理矛盾,介绍有关疾病的防治知识和自我心理保健方法,消除心理异常和心理负担,提高自我保健能力。

(4)常见心理治疗方法的应用。

4. 行为干预 针对患者特定的健康问题和疾病特点,分析行为因素与所患疾病的关系及对个人健康的影响,通过行为指导和行为矫正,开展有针对性的行为干预。行为指导是通过语言、文字、声像等材料和具体的示范指导,帮助教育对象形成健康态度,做出行为决策,形成科学的行为方式。行为矫正是通过训练、强化、脱敏、厌恶疗法等方式,矫正旧的不良行为习惯,建立新的健康行为模式。

第三节　健康教育的方法与程序

一、健康教育的方法

健康教育的方法有多种,教育者可以根据教育的目的,针对不同类型的学习者,采用不同的教育方法。

护理健康教育的内容

（一）专题讲座法

专题讲座法是由卫生专业技术人员对有关健康的某个专题以课堂讲座的形式向学习者传递知识的方法。它是一种正式、传统和最常用的健康教育方式，能将健康知识系统的传递给学习者，帮助学习对象了解有关健康的知识或信息，为学习者观念、态度和行为的转变打下基础。

1．优点　①适用于各种大小团体，容易组织；②能在短时间内将健康知识系统地传递给较多的学习者；③是一种经济、有效的教育方法。

2．缺点　①以单向沟通为主，学习者处于被动地位，不利于学习者主动学习；②听众较多时，讲授者难以了解听众对讲授内容的反应，无法与听众进行良好的沟通，达不到预期的效果；③学习者缺少参与机会，影响意见及需要的表达，不易引起学习兴趣。

3．方法和注意事项

（1）注意讲授环境的布置：如视听教具、照明、通风等，尽量提供安静、光线充足、温度适宜和音响设备良好的学习环境。

（2）有针对性的备课：在讲座前应预先了解学习对象的人数、教育程度、职业等基本资料，进行有针对性的备课。

（3）具备讲授能力：讲授者应具有很好的专业知识及讲授能力，内容简明扼要。

（4）讲授中注意语言艺术：做到条理清晰、重点突出、通俗易懂；讲授的概念、原理、事实、观点必须正确；最好配有文字资料、幻灯、图片等帮助理解。

（5）注意调动学习者的学习热情：及时以提问等方式了解听众对知识掌握的反馈；演讲结束后鼓励听众发问，形成双向沟通。

（6）讲授时间适宜：时间不宜过长，一般以30～60分钟为宜，以保持听众的注意力。

（二）讨论法

讨论法是针对学习者的共同需要或存在的相同问题，以小组或团体的方式进行健康信息的沟通及经验交流，大家就共同关心的问题展开讨论，各抒己见。此方法适用于5～20人以下的多种内容的教学。

1．优点　①教学对象为互动主体，使学习的过程化被动为主动，有利于调动学习积极性；②使学习者得以集思广益，获取知识，分享经验，加深对问题的认识及了解，有利于促进态度和行为的改变。

2．缺点　①小组的组织及讨论比较费时；②如果引导、控制不好，容易出现浪费时间或讨论离题现象；③可能会出现有些人占主导地位，有些人则较少参与讨论的情况。

3．方法和注意事项

（1）组成讨论小组：参加小组讨论的人员以7～8人为最佳，最多不要超过15人，尽量选择年龄、健康状况、教育程度等背景相似的人组成讨论小组。

（2）确定讨论主题，制订讨论计划：讨论前应确定讨论主题，制订讨论计划和规则，如明确发言时间，争取每人发言等。

（3）选择讨论场地：讨论场地应便于交流，环境安静，最好以圆形或半圆形形式就座。

（4）掌握讨论技巧：一般由医护人员或保健人员当主持人，在开始时先介绍参加人员及讨论主题，在讨论过程中要注意调节讨论气氛，适时加以引导、提示、鼓励和肯定，讨论结束时，应对讨论结果进行简短的归纳及总结。

（三）角色扮演法

角色扮演法是一种通过行为模仿或行为替代来影响个体心理过程的方法。通过制造或模拟一定的现实生活片段，使教学内容剧情化，由学习者扮演其中的角色，将角色的语言、行为、表情及内心世界表现出来，使学习者在观察、体验和分析讨论中理解知识并受到教育。这种方法适用于儿童和年轻人。

1．优点　①提供了具体而有趣的学习环境；②形式生动活泼，所有人员都可以参与学习过程；③需要较多的时间进行组织安排。

2．缺点　①需要较强的参与意识，对于害羞、性格内向者较困难；②有时希望或预期表现的内容不能表现出来。

3．方法和注意事项

（1）角色扮演前准备：为了达到理想的效果，角色扮演前，应注意扮演主题的选择和编排，并做好角色的分配与排练。

（2）角色扮演时讲解：主持者应讲解此项教学活动的目的及意义，并对剧情及有关的表演人员进行简单的介绍。

（3）角色扮演后应进行讨论：可先由扮演者汇报自己的感受，然后让其他人员积极参加讨论。主持者可以引导参加人员讨论剧中的重点及内容，以使其了解相关的知识及原理。

（四）示范法

示范法是指教学者通过具体动作范例，使学习者直接感知所要学习的动作的结构、顺序和要领的一种教学方法。常用于教授某项技术或技巧，通常包含有动作、程序、技巧和知识示范等，并以各种设备和教具做相应的配合。

1．优点　①学习者有机会将理论应用于实际，获得某项技巧或能力；②可根据学习者的具体情况安排示范的速度，可重复示教。

2．缺点　受教学条件的限制，如教学场地受限、教学仪器及用具不足等。

3．方法和注意事项

（1）教学者先进行示范，并讲解该项操作的步骤及要点。示范时，动作不要太快，应将动作分解，且让所有参加者能清楚地看到；在示范的同时，配合口头说明。

（2）示范的内容较复杂时，可事先利用视听教具，如录像带、视频等说明此项操作的步骤及原理，然后再示范。

（3）安排时间让参与者练习，示范者在旁边指导。纠正错误时，切忌使用责备的口气，应分析其存在的困难，说明错误的地方，给予鼓励和耐心的指导。

（4）结束时，让学习者回示，以了解和评价学习者是否获得此项技巧。

（五）个别会谈法

个别会谈法是指健康教育工作者根据自己的知识经验，通过口头交谈的方式，引导学习者通过比较、分析、判断等思维活动获取知识的方法。

1．优点　方法简便易行，不需要特殊的设备设施。

2．缺点　教学效果对施教者的语言素养和沟通技巧依赖较大。

3．方法和注意事项

（1）选择合适的会谈环境：会谈的环境应安静、舒适，利于交谈。

（2）会谈前充分准备：对学习者的基本背景资料应有一定的了解，如：姓名、年龄、教育程度、职业、家庭状态等。

（3）会谈时运用技巧：会谈应从最熟悉的人或事物谈起，注意沟通技巧的运用，使学习者产生信任感；会谈时防止谈话内容偏离主题，一次教育内容不可过多，以防学习者产生疲劳；会谈内容要熟悉，会谈过程中及时观察、了解学习者对教育内容的反应，鼓励学习者积极参与交流，并尊重对方的想法和判断。

（4）会谈结束：应总结本次的教育内容，并了解学习者是否确实了解教育内容，如有必要，预约下次会谈时间。

（六）实地参观法

实地参观法是根据教学目的，组织学习者到实际场景中观察某种现象，以获得感性知识或验证已经学习过的知识的教学方法。如：带领孕妇参观产房，以消除初产妇对分娩的恐惧；会见术后恢复较理想的患者，以对术前患者增强手术治疗的信心。

1．参观法的种类

（1）准备性参观：在学习某种知识前进行。

（2）并行性参观：在学习某种知识的过程中进行。

（3）总结性参观：在学习某种知识后进行。

2．优点　①学习者能在实际参观中增进对教学内容的了解；②有利于提高学习者的观察能力；③引导学习者寻找更多的学习经验。

3．缺点　①这种方法易受客观条件限制，难以找到合适的参观对象或场所；②由于所需时间较多，有些学习者可能无法参加。

4．方法和注意事项

（1）做好参观的准备：选择合适的参观地点；事先到参观地考察并与参观单位取得联系，沟通参观访问事宜，全面了解需要注意的问题，做好参观计划。

（2）指导参观的进行：参观前告知参观者参观的目的、重点及注意事项；参观时间要充分，使学习者有时间提问；参观后应配合讨论，以减少疑虑或恐惧。

（七）视听材料应用法

视听材料应用法是利用有关教具使学习者在最短的时间内对某一教学内容有所了解。常用的视听材料包括计算机多媒体课件、电视、电影、录像或图表、模型、标本等。

1．优点　①教学方法直观、生动、形象、趣味性强，使学习者的视觉、听觉并用，能激发学习者的学习兴趣，教育效果好；②适用于大多数对象，尤其适合阅读能力低下者。

2．缺点　视听教学成本较高，需要一定的设备和经费保障。

3．方法和注意事项

（1）使用视听材料：应选择安静、大小适宜的播放环境，保证光碟、录像带、音响和播放器的质量，教学内容安排在30分钟左右。

（2）应用图表：图表设计应生动醒目，有利于吸引观众的注意力，易于记忆。

（3）应用图标、模型：图标、模型的展示应备有通俗易懂、简明扼要的文字说明帮助理解。展示可根据实际情况和条件选择合适的内容和地点，时间可长可短。

二、健康教育的程序

实施健康教育是一个连续不断的过程,包括评估教育需要,设立教育目标,制订教育计划,实施教育计划和评价教育效果五个步骤。

（一）评估教育需要

评估教育需要是指收集学习者的有关资料和信息,对其进行整理、分析,对学习者的教育需求做出初步的估计。评估是实施健康教育的先决条件,通过评估可以了解学习者的学习需要、学习准备状态、学习能力及学习资源,同时,也是健康教育者自我准备的阶段。

1.评估学习者的需要及能力 在健康教育前,应了解学习者的基本情况,如:年龄、性别、受教育程度、对健康教育的需求及兴趣,以及学习者健康知识及健康技能的缺乏程度,根据不同的学习需要及特点安排健康教育活动。

2.评估教学资源 评估达到健康教育目标所需要的时间、教学环境、参与人员、所需教育资源及设备,如:教材、小册子、音像、投影仪等。

3.评估准备情况 在对学习者进行健康教育前,教育者应对自己从事健康教育的知识、水平、能力和准备情况做出评估,以指导自己做好充分准备。

（二）设立教育目标

设立教育目标是健康教育中的一项重要内容。明确教育目标不仅有助于教育计划的实施,也是评价教育效果的依据。教育者应该在正确评估的基础上,根据个体和群体的不同情况、学习动机及愿望、学习条件等制定一系列的行为目标。

1.目标的设立应该具体、明确 目标应表明具体需要改变的行为,以及要达到目标的程度及预期时间等。如:实现戒烟的目标,可以明确到每周减少几支烟。

2.目标应以学习者为中心 制定目标应充分发挥学习者的参与性,尊重学习者的意愿,共同讨论达成共识,以激励和调动学习者的主观能动性,取得较好的效果。

（三）制订教育计划

制订教育计划可以使健康教育有序进行,同时计划也是一种协调,可以减少重叠性和浪费性的活动。

1.明确实施计划的前提条件 制订计划时应根据目标,列出实现计划所需的各种资源,可能出现的问题,找出相应的解决办法,并确定完成的日期。

2.合理利用教学环境及教学资源 根据人力、物力及其他资源的情况,合理安排教育的先后次序及教育方法,以期获得最佳的效果。

3.计划应详尽、具体、书面化 整个健康教育计划要有具体、详细的安排,如:参加人员、教育地点及教育环境、内容、时间、方法、进度等都应有详细的书面计划。

（四）实施教育计划

实施教育计划就是将计划付诸实践的过程。需要各部门及组织之间的密切配合与沟通,以保证教育计划的完成及教育的质量。护理人员应根据教育计划实施健康教育活动。实施过程中,要注意灵活运用,教育者应因人、因时、因地制宜地实施教育计划,才能达到理想的健康教育效果。

1.选择适宜的时间 每个人能达到最佳学习效果的时间不同,有的人在清晨,有人在下午,教育者应了解学习者的最佳学习时间,提高学习效果。

2．选择适当的教具　准备好所选教具及辅导材料，以增强教学的直观性与趣味性,提高学习者的学习兴趣。

3．热情和蔼,以诚相待　与学习者谈话的态度应客观公正,不能主观、偏见;要帮助、指导,不能批评、训诫;避免不成熟的建议或承诺;与学习者沟通时要注意"换位思考",认真倾听,注意观察其情绪,谈话时语气要婉转中肯,态度要热情和蔼,表达要通俗易懂。

（五）评价教育效果

评价教育效果是将健康教育结果与预期健康教育目标进行比较的过程。常以目标群体的知识、态度、行为、技能及健康状况等指标来作为评价效果的标准。根据评价的内容、指标和方法的不同,可分为过程评价和效果评价两大类。

1．过程评价　是对教育计划的全过程进行的评价。包括评价护理人员对学习者学习需求的评估是否准确,有无遗漏;评价教育计划执行中的各项活动是否按计划要求进行;计划实施是否取得预期效果;及时发现计划执行中的问题,而有针对性地对计划以及干预方法、策略等进行修订,使之更符合客观实际,保证计划执行的质量和目标的实现。

2．效果评价　效果评价是针对健康教育项目活动的作用和效果进行评估。根据干预变化的时效性,可分为近期、中期和远期效果评价。

（1）近期效果评价:近期效果评价主要是对知识、信念态度的变化进行评估,主要指标有卫生知识知晓率、卫生知识合格率、卫生知识平均分数、健康信念形成率等。近期效果评价可通过观察学习者的反应、问卷反馈等形式反映。

（2）中期效果评价:中期效果评价主要是指目标人群的行为改变,主要指标有健康行为形成率、行为改变率等。

（3）远期效果评价:远期效果评价是对健康教育项目计划实施后产生的远期效应进行评价。包括目标人群的健康状况、生活质量的变化。主要评价指标有:

反映健康状况的指标:①生理指标:包括身高、体重、血压、血红蛋白、血清胆固醇等;②心理指标:包括人格测量指标（EMPL 量表）、智力测验指标（智商）、症状自评量表（SCL-90）等;③疾病与死亡指标:包括发病率、患病率、死亡率、病死率、婴儿死亡率、平均期望寿命等。

反映生活质量的指标:包括生活质量指数（PQLI）、功能状态量表（ADL）、生活质量量表（LSI）等。

附　健康教育在颅内肿瘤患者术前的应用

病历摘要:

郑某,男,40 岁,农民,小学文化。诊断:小脑肿瘤。因"间断头痛、头晕一月余"步行入院。护理体检:体温:36.9℃,脉搏:80 次/分,呼吸:20 次/分,血压:120/80mmHg,GCS 评分为 15 分,双侧瞳孔等大等圆,约 3mm,对光反射灵敏,眼球运动好,腹平软,无压痛,四肢肌力正常,入院后完成各项常规检查。

入院评估阳性资料:患者心理负担重,经济条件较差。

手术方式:全麻下开颅行颅内肿瘤切除。

第一步:评估教育需要

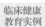

临床健康
教育实例

1．评估学习者的需要、学习准备及学习能力 患者文化层次较低,对颅内肿瘤疾病及手术的相关知识均缺乏。能在指导下阅读,语言沟通无障碍。比较相信医生和护士,愿意接受医生的术前教育,愿意接受手术前后的配合事项,希望医生护士多与患者沟通,并多给患者讲解演示。因为患者系农村患者,经济拮据,担心支付不了昂贵的医药费,这是患者忧虑之所在。

2．评估学习资源 科室有健康教育室,室内有宣传画,有供患者阅读的健康教育手册;有颅内肿瘤术的教学光盘和播放器,有具备教学经验和专科护理知识的护士。

第二步:设立教育目标

1．健康问题

(1)知识缺乏:缺乏术前检查项目知识;缺乏术前注意事项知识;缺乏术后有效咳嗽和呼吸练习知识。

(2)寻求健康行为:与术后功能恢复有关。

2．教育目标 使患者能消除恐惧心理,以积极乐观的心态去面对手术。

3．学习目标

(1)了解术前各项准备的目的和意义。

(2)学会深呼吸、有效咳嗽及床上大小便的方法。

(3)了解术前注意事项。

第三步:制订教育计划

1．教育内容

(1)小脑肿瘤的临床表现及手术治疗的效果,术前准备项目及意义。

(2)给患者行心理疏导,讲解现今医学事业的发达及手术仪器的先进性,讲解手术成功的例子,让患者现身说法,给患者信心和勇气去接受手术。

(3)给患者演示深呼吸及有效咳嗽、床上大小便的技巧。

(4)带患者到监护病房去熟悉环境,去听各种仪器(如心电监测仪)发出的声音,以便患者术后能很快适应。

(5)讲解术前禁食水的意义及术前留置导尿管的意义。

(6)术前防治感冒。

(7)患者担心的经济问题,除了合理收费外,还应向患者及家属解释一日清单的具体项目,让患者及家属能做到心中有数。

2．教育方法

(1)指导患者观看图文并茂的健康教育宣传画。

(2)指导患者阅读健康教育手册。

(3)床边演示深呼吸、咳嗽、翻身的方法。

(4)观看颅内肿瘤电教片。

(5)患者现身说法。

第四步:实施教育计划

第五步:评价教育效果

1．患者能简要复述相关知识要点。

2．患者能掌握有效深呼吸、咳嗽、床上大小便的方法。

3．情绪稳定,恐惧减轻。

4.无感冒症状,如期手术。

(陈香娟 雷雨颖)

扫一扫
测一测

复习思考题

1. 何谓健康教育？健康教育的原则有哪些？

2. 健康教育与卫生宣教有何区别？

3. 简述健康教育的目的。

4. 简述健康教育的内容。

5. 应用示范法进行健康教育的注意事项有哪些？

第九章

课件
09章PPT

护理与法律

 学习要点

1. 护理立法的意义和护理相关法律法规的现状；
2. 护理工作中常见的法律问题及防范措施；
3. 运用法律知识分析、判断护理活动中的潜在性法律问题。

扫一扫
知重点
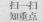

　　在实际护理工作中，由于服务对象的特殊性和复杂性，有时很难分辨行为或事件的合法与非法，国内外牵涉到护理人员的诉讼案例有不断上升的趋势。因此，掌握与护理工作密切相关的各种法律知识，可以帮助护士认识工作中常见的法律问题，在实践中遵循法律规范，避免法律纠纷，保持较高的专业水平和良好的执业质量。

第一节　护　理　立　法

　　随着我国法律制度的健全，人们的法制观念日益增强，加之新的《医疗事故处理条例》实行举证责任倒置，使医疗护理工作中的法律问题日益增多。护士在护理服务中应该面对现状，正确认识和及时发现工作中现存及潜在的法律问题，规范行为，依法维护自己和患者的权益。

一、护理立法的历史与现状

　　护理立法源于 20 世纪初。1903 年美国北卡罗莱、新泽西、纽约和弗吉尼亚四个州率先颁布了《护士执业法》。1919 年英国颁布了护理法。在有关国际组织的推动下，护理立法工作得到了很快进展。1947 年国际护士委员会发表了一系列有关护理立法的专著。1953 年 WHO 发表了第一份有关护理立法的研究报告。1968 年国际护士委员会成立了护理立法委员会，制定了第一个护理立法的纲领性文件《系统制定护理法规的参考指导大纲》，为各国护理立法中涉及的许多问题提供了指导。目前，世界上尚未正式颁布护理法的国家屈指可数。

　　中华民国时期，国民党政府卫生署于 1936 年公布了《护士暂行规则》。新中国成立后，政府和有关部门十分关注护理教育和护理质量，先后发布了涉及护士管理方面的法规、规章。1982年原卫生部发布的《医院工作制度》和《医院工作人员职责》中，规定了护理工作制度和各级各类护士的职责。1993年3月26日原卫生部颁发了《中华人民共和国护士管理办法》（以下简称护士管理办法），自1994年1月1日起实施。《护士管理办法》主要确立了护士执业资格考试和护士执业许可制度。2008年1月31日中华人民共和国国务院令第517号又公布了《护士条例》，当年5月12日起施行。2002年4月4日国务院令第351号通过了《医疗事故处理条例》，当年9月1日起实施。2002年7月31日原卫生部颁发了《医疗事故技术鉴定暂行办法》、《医疗事故分级标准（试行）》。2004年8月28日第十届全国人民代表大会常务委员会第十一次会议修订的《中华人民共和国传染病防治法》，当年12月1日起施行。2010年7月1日正式实施的《侵权责任法》司法解释中，有关医疗侵权诉讼中"举证责任倒置"的规定，引起了广大医护人员的高度重视。患者的权利、复印病历、如何书写护理病历、如何保留和提供证据、举证责任倒置等问题成为护理界重视及讨论的热点话题。

二、护理立法的意义与基本原则

（一）护理立法的意义

1. 促进护理管理法制化　通过护理立法制定出一系列制度、标准、规范，将护理管理纳入到规范化、标准化、现代化、法制化的轨道，使一切护理活动及行为均以法律为准绳，做到有法可依、违法必究，可有效保证护理工作的安全性和护理质量的提高。

2. 促进护理学科发展　护理立法可有效促进护理专业向专业化、科学化方向发展，为护理专业人才的培养和护理活动的开展制定法制化的规范和标准。

3. 维护护士的权益　护理立法使护理人员的地位、作用和职责范围有明确的法律依据，当他们在从事护理工作、履行自己的法定职责时能够受到法律保护，增强了护士的安全感。

4. 维护服务对象的正当权益　护理法规定了护士的义务和责任，护士不得以任何借口拒绝护理或抢救患者。对不合格或违反护理准则的行为，服务对象有权依据法律条款追究当事人的法律责任，从而保护了服务对象合法权益。

（二）护理立法的基本原则

1. 国家宪法是护理立法的最高原则　宪法是国家的根本大法，在法律方面有至高无上的权威，护理法的制定必须在国家宪法的总则下进行，不允许有任何与其相抵触之处。护理法规不能与国家已颁布的其他任何法律条款有任何冲突。

2. 符合本国护理专业的实际情况　护理法的制定，一方面要借鉴和吸收发达国家的护理立法经验，确定一些先进目标；另一方面，也要从本国的文化背景、经济水平和政治制度出发，兼顾全国不同地区发展水平的护理教育和护理服务实际，确立更加切实可行的条款。

3. 反映科学的现代护理观　护理学已发展为一门独立的学科。护理学从护理教育到护理服务，从护理道德到护理行为，从护理诊断到护理计划的实施、评价，均已形成较为完整的理论体系。只有经过正规培训且通过执业考试和注册的护理人员才有资格从事护理工作。护理法应能反映护理工作的专业性、技术性、安全性和公益性特点，以增强护理人员的责任感、提高护理服务的合法度。

4. 条款显示法律特征　护理法与其他法律一样，应具有权威性、强制性的特征，

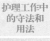

故制定的条款措辞必须准确精辟、科学且通俗易懂。

5. 注意国际化趋势　世界科学、文化、经济的飞速发展势必导致法制上的共通，一国法律已不可能孤立地长期存在。制定护理法必须站在世界法制文明的高度，注意国际化趋势，使各条款尽量与国际上的要求相适应。

三、护理法的分类与内容

护理法是指国家、地方以及专业团体等颁布的有关护理教育和护理服务的一切法令、法规。从入学的护生到从事专科护理实践的护士，从在校培训到任职后的规范化培训、继续教育，从护理教育、医院护理到护理专业团体等均有涉及。不同的内容或程序有不同的护理法规及不同的制定和颁布者。

（一）护理法分类

1. 国家主管部门通过立法机构制定的法律法令。可以是国家卫生法的一个部分，也可以是根据国家卫生基本法制定的护理专业法。

2. 根据卫生法，由政府或地方主管当局制定的法规。

3. 政府授权各专业团体自行制定的有关会员资格的认可标准和护理实践的规定、章程、条例等。

除上述三类以外，如劳动法、教育法、职业安全法，乃至医院本身所制定的规章制度，对护理实践也具有重要影响。

（二）护理法的基本内容

护理法的基本内容主要包括总纲、护理教育、护士注册、护理服务等四大部分。

1. 总纲部分　阐明护理法的法律地位、护理立法的基本目标、立法程序的规定、护理的定义，以及护理工作的宗旨与人类健康的关系及其社会价值等。

2. 护理教育部分　包括教育种类、教育宗旨、专业设置、编制标准、审批程序、注册和取消注册的标准和程序等，也包括对要求入学的护生的条件、护校学制、课程设置，乃至课时安排计划，考试程序以及护校一整套科学评估的规定等。

3. 护士注册部分　包括有关注册种类、注册机构、本国或非本国护理人员申请注册的标准和程序，授予从事护理服务的资格或准予注册的标准等详细规定。

4. 护理服务部分　包括护理人员的分类命名，各类护理人员的职责范围、权利义务、管理系统以及各项专业工作规范、各类护理人员应达标准的专业能力、护理服务的伦理学问题等，还包括对违反这些规定的护理人员进行处理的程序和标准等。

第二节　护理相关法律法规

护理相关法律法规是由国家制定的，用以规范医疗护理活动及调整这些活动而产生的各种社会关系的法律规范。

一、护士执业注册中相关的法律法规

《护士条例》详见本章附　中华人民共和国国务院令（第517号）

《护士条例》明确规定国家要大力发展护理事业，促进护理学科的发展；护士是依法取得《中华人民共和国执业证书》并经过注册的护理专业人员；护士在医疗、预防和

康复工作中起着重要作用,护理工作是医疗卫生工作的重要组成部分;护士的劳动受全社会的尊重,护士的执业权利受法律保护,任何单位和个人不得侵犯。

1.注册管理机构　国务院卫生主管部门负责全国护士执业注册监督管理工作。省、自治区、直辖市人民政府卫生行政部门是护士执业注册的主管部门,负责本行政区域的护士执业注册管理工作。

2.护士执业注册的基本条件

(1)具有完全民事行为能力;

(2)在中等职业学校、高等学校完成国务院教育主管部门和国务院卫生主管部门规定的普通全日制3年以上的护理、助产专业课程学习,包括在教学、综合医院完成8个月以上护理临床实习,并取得相应学历证书;

(3)通过国务院卫生主管部门组织的护士执业资格考试;

(4)符合国务院卫生主管部门规定的健康标准:无精神病史,无色盲、色弱、双耳听力障碍,无影响履行护理职责的疾病、残疾或者功能障碍。

3.护士执业注册申请与管理

(1)护士执业注册申请:护士执业者必须通过卫计委统一执业考试,取得《中华人民共和国护士执业证书》,方可申请护士执业注册。护士经执业注册取得《护士执业证书》后,方可按照注册的执业地点从事护理工作。未经执业注册取得《护士执业证书》者,不得从事诊疗技术规范规定的护理活动。

(2)护士首次执业注册:护士首次执业注册应当自通过护士执业资格考试之日起3年内提出申请,提交学历证书及专业学习中的临床实习证明、护士执业资格考试成绩合格证明、健康体检证明,以及医疗卫生机构拟聘用的相关材料,接受审核。

卫生行政部门应当自受理申请之日起20个工作日内,对申请人提交的材料进行审核。审核合格的,准予注册,发给《护士执业证书》;对不符合规定条件的,不予注册,并书面说明理由。

《护士执业证书》上应当注明护士的姓名、性别、出生日期等个人信息及证书编号、注册日期和执业地点。执业注册有效期5年。

(3)护士延续执业注册:医疗卫生机构可以为本机构聘用的护士集体申请办理护士执业注册和延续注册。护士执业注册有效期届满需要继续执业的,应当在有效期届满前30日,向原注册部门申请延续注册。提交护士延续注册申请审核表、申请人的《护士执业证书》、健康体检证明。注册部门自受理延续注册申请之日起20日内进行审核。审核合格的,予以延续注册。

(4)护士变更执业注册:护士在其执业注册有效期内变更执业地点等注册项目,应当办理变更注册。但承担卫生行政部门交办或者批准的任务以及履行医疗卫生机构职责的护理活动,包括经医疗卫生机构批准的进修、学术交流等除外。护士变更执业注册也需提交护士变更注册申请审核表、申请人的《护士执业证书》。注册部门应当自受理之日起7个工作日内为其办理变更手续。护士变更注册后执业许可期限也为5年。

(5)护士重新执业注册:对注册有效期届满未延续注册的、受吊销《护士执业证书》处罚,自吊销之日起满2年的护理人员,需要重新进行执业注册。

(6)护士注销执业注册:注销护士执业注册的特定情形包括由于未申请延续护士

执业注册、延续执业注册的申请未被批准而造成护士执业注册有效期届满未延续的；护士死亡或者因身体健康等原因丧失民事行为能力的；护士执业注册被依法撤销、撤回或者依法被吊销的。

（7）护士执业记录制度：建立护士执业记录是进行护士执业注册变更、延续的依据，卫生行政部门进行监督管理的反映，医疗卫生机构评价护士成绩、晋升职称、进行奖惩的基础材料。有护士执业良好记录和护士执业不良记录。

护理工作是医疗卫生工作的重要组成部分，护理工作的好坏与医疗安全和医疗质量息息相关。《护士条例》的颁布和实施有效地遏制了未经正规专业培训的人员从事护理工作，统一了全国护士上岗的基本资格，保证了临床用人的基本理论水平和基本技能。同时有利于卫生行政部门对护理队伍的统一管理，从而确保医疗护理质量和公民就医安全。

二、护士临床工作中相关的法律法规

（一）《中华人民共和国传染病防治法》

该法以保障人民的生命健康为宗旨，总结了新中国成立以来传染病防治工作的经验，在已实施多年管理制度的基础上，确立了传染病的预防、疫情报告和公布、疫情控制、医疗救治、监督管理、保障措施、法律责任，以及附则等多项法律制度。我国传染病防治工作走上了法制化的轨道。

1. 立法目的和方针　　制定本法目的是为了预防、控制和消除传染病的发生与流行，保障人体健康和公共卫生。国家对传染病防治实行预防为主的方针，防治结合、分类管理、依靠科学、依靠群众。

2. 本法规定的传染病　　分为甲类 2 种、乙类 26 种和丙类 11 种。

甲类传染病是指：鼠疫、霍乱。

乙类传染病是指：传染性非典型肺炎、艾滋病、病毒性肝炎、脊髓灰质炎、人感染高致病性禽流感、甲型 H_1N_1 流感、麻疹、流行性出血热、狂犬病、流行性乙型脑炎、登革热、炭疽、细菌性和阿米巴性痢疾、肺结核、伤寒和副伤寒、流行性脑脊髓膜炎、百日咳、白喉、新生儿破伤风、猩红热、布鲁氏菌病、淋病、梅毒、钩端螺旋体病、血吸虫病、疟疾。

丙类传染病是指：流行性感冒、流行性腮腺炎、风疹、急性出血性结膜炎、麻风病、流行性和地方性斑疹伤寒、黑热病、包虫病、丝虫病，除霍乱、细菌性和阿米巴性痢疾、伤寒和副伤寒以外的感染性腹泻病、手足口病。

对乙类传染病中传染性非典型肺炎、炭疽中的肺炭疽和人感染高致病性禽流感，甲型 H_1N_1 流感，按甲类传染病管理。

上述规定以外的其他传染病，根据其暴发、流行情况和危害程度，需要列入乙类、丙类传染病的，由国务院卫生行政部门及时报经国务院批准后予以公布、实施。

3. 疫情报告、通报和公布　　疾病预防控制机构、医疗机构和采供血机构及其执行职务的人员发现本法规定的传染病疫情或者发现其他传染病暴发、流行以及突发原因不明的传染病时，应当遵循疫情报告属地管理原则，按照国务院规定的或者国务院卫生行政部门规定的内容、程序、方式和时限报告。

报告时限：发现甲类传染病和乙类传染病中的肺炭疽、传染性非典型肺炎、脊髓灰质炎或发现其他传染病和不明原因疾病暴发时,应于2小时内报告。对其他乙类、丙类传染病患者、疑似患者和规定报告的传染病病原携带者在诊断后,应于24小时内报告。

军队医疗机构向社会公众提供医疗服务,发现前款规定的传染病疫情时,应当按照国务院卫生行政部门的规定报告。

任何单位和个人发现传染病患者或者疑似传染病患者时,应当及时向附近的疾病预防控制机构或者医疗机构报告。

依照本法的规定负有传染病疫情报告职责的人民政府有关部门、疾病预防控制机构、医疗机构、采供血机构及其工作人员,不得隐瞒、谎报、缓报传染病疫情。

4.疫情控制　医疗机构发现甲类传染病时,应当及时采取下列措施:对患者、病原携带者,予以隔离治疗,隔离期限根据医学检查结果确定;对疑似患者,确诊前在指定场所单独隔离治疗;对医疗机构内的患者、病原携带者、疑似患者的密切接触者,在指定场所进行医学观察和采取其他必要的预防措施;拒绝隔离治疗或者隔离期未满擅自脱离隔离治疗的,可以由公安机关协助医疗机构采取强制隔离治疗措施。

医疗机构发现乙类或者丙类传染病患者,应当根据病情采取必要的治疗和控制传播措施。医疗机构对本单位内被传染病病原体污染的场所、物品,以及医疗废物,必须依照法律、法规的规定实施消毒和无害化处置。

患甲类传染病、炭疽死亡的,应当将尸体立即进行卫生处理,就近火化。为了查找传染病病因,医疗机构在必要时可以按照国务院卫生行政部门的规定,对传染病或疑似传染病患者尸体进行解剖查验,并应当告知死者家属。

发现传染病疫情时,疾病预防控制机构和省级以上人民政府卫生行政部门指派的其他与传染病有关的专业技术机构,可以进入传染病疫点、疫区进行调查、采集样本、技术分析和检验。

(二)医疗事故处理条例

该条例共有七章三十六条,其中包括:总则、医疗事故的预防与处置、医疗事故的技术鉴定、医疗事故的行政处罚与监督、医疗事故的赔偿、罚则和附则。该条例是我们规范医疗服务行业,正确处理医疗事故,维护医患双方的合法权益,保障医疗安全的重要法规。它使我国对医疗事故的处理走上了规范化、法制化的轨道,对维护医疗单位的工作秩序具有重要的意义。

1.医疗事故的概念　医疗事故是指医疗机构及其医务人员在医疗活动中,违反医疗卫生管理法律、行政法规、部门规章和诊疗护理规范、常规,过失造成患者人身损害的事故。"医疗事故"的构成至少包括以下几个方面内容:

(1)主体是医疗机构及其医务人员:"医务人员"是指依法取得执业资格的医疗卫生专业技术人员,如医生和护士等,即表明护士可能成为医疗事故的主体之一。

(2)行为的违法性:从医疗实践看,最常用、最直接的是部门关于医疗机构、医疗行为管理的规章、诊疗护理规范、常规。它们指导具体的操作,凡是违反了,必定要出事情。在判断是否为医疗事故时,这是最好的判断标准。

(3)过失造成患者人身损害:两个含义:一是"过失"造成的,即是医务人员的过失行为,而不是有伤害患者的主观故意;二是对患者要有"人身损害"后果。

2.医疗事故的分级　《医疗事故处理条例》第四条规定,根据对患者人身造成的

损害程度,医疗事故分为四级:

(1)一级医疗事故:造成患者死亡、重度残疾的;

(2)二级医疗事故:造成患者中度残疾、器官组织损伤导致严重功能障碍的;

(3)三级医疗事故:造成患者轻度残疾、器官组织损伤导致一般功能障碍的;

(4)四级医疗事故:造成患者明显人身损害的其他后果的。

3.不属于医疗事故的情形　《医疗事故处理条例》规定了不属于医疗事故的特殊情形:

(1)在紧急情况下为抢救重危患者生命而采取紧急医学措施造成不良后果的;

(2)在医疗活动中由于患者病情异常或者患者体质特殊而发生医疗意外的;

(3)在现有医学科学技术条件下,发生无法预料或者不能防范的不良后果的;

(4)无过错输血感染造成不良后果的;

(5)因患方原因延误诊疗导致不良后果的;

(6)因不可抗力造成不良后果的。

4.应提交的鉴定材料　医疗机构提交的医疗事故技术鉴定的材料其中有:住院患者的住院志、体温单、医嘱单、化验单(检验报告)、医疗影像检查资料、特殊检查同意书、手术同意书、手术及麻醉记录单、病理资料、护理记录,以及国务院卫生行政部门规定的其他病历资料(患者有权复印或者复制上述资料)。

另外,封存保留的输液、注射用物品和血液、药物等实物,或者依法具有检验资格的检验机构对这些物品、实物做出的检验报告。

5.医疗事故的预防和鉴定　条例第二条规定,医疗机构有责任做好医疗事故的预防和处置。医疗机构及其医务人员在医疗活动中,必须严格遵守法律法规和诊疗规范,恪守职业道德,并强调了病历在诊疗中的重要性与病历书写的时效性。

关于医疗事故的预案及报告制度,条例规定医务人员在医疗活动中发生或发现医疗事故、可能引起医疗事故的医疗过失行为或者发生医疗事故争议的,应当立即逐级上报,发生或发现医疗过失行为,医疗机构及其医务人员应当立即采取有效措施,避免或减轻对患者身体健康的损害,防止损害扩大。

发生医疗事故的双方当事人协商解决医疗事故争议,需进行医疗事故技术鉴定时,应共同书面委托医疗机构所在地负责医疗事故技术鉴定工作的医学会进行医疗事故技术鉴定。医学会组织专家鉴定组,依照相应法律法规,运用医学科学原理和专业知识,独立进行医疗事故技术鉴定。

6.医疗事故的法律责任　由于行为人违反卫生法律规范的性质和社会危害程度不同,护理违法行为可分为民事违法、刑事违法和行政违法3种。其所承担的法律责任也有所不同。

(1)民事责任:根据民法的规定,发生医疗事故的医疗机构和医护人员还须承担损害赔偿责任。

(2)刑事责任:对构成犯罪行为的医务人员依照刑法关于医疗事故罪的规定,依法追究刑事责任。

(3)行政责任:医疗机构发生医疗事故,由卫生行政部门根据医疗事故等级和情节,给予警告、责令限期停业整顿直至由原发证部门吊销执业许可证。对负有责任的医务人员依法给予行政处分或者纪律处分,情节严重的吊销其执业证书。

护理差错

　　凡在护理工作中因责任心不强,粗心大意,不按规章制度办事或技术水平低而对患者产生直接或间接影响,但未造成严重不良后果的过失行为,称护理差错。凡影响治疗效果并给患者带来痛苦,以及延长住院时间的过失行为,称严重差错。

　　7. 医疗事故的技术鉴定　条例规定了医疗事故技术鉴定的法定机构是各级医学会。委托鉴定的途径有三种:医患双方共同委托、行政委托、司法委托。

　　根据医疗事故中医疗过失行为责任程度分为:

　　(1)完全责任:指医疗机构损害后果完全由医疗过失行为造成。

　　(2)主要责任:指医疗机构损害后果主要由医疗过失行为造成,其他因素起次要作用。

　　(3)次要责任:指医疗机构损害后果主要由其他因素造成,医疗过失行为起次要作用。

　　(4)轻微责任:指医疗机构损害后果绝大多数由其他因素造成,医疗过失行为起轻微作用。

　　(三)侵权责任法

　　该法第七章"医疗损害责任",详情如下:

　　第54条规定:在诊疗活动中受到损害,医疗机构及其医务人员有过错的,由医疗机构承担赔偿责任。

　　第55条规定:医务人员在诊疗活动中应当向患者说明病情和医疗措施。需要实施手术、特殊检查、特殊治疗的,医务人员应当及时向患者说明医疗风险、替代医疗方案等情况,并取得其书面同意;不宜向患者说明的,应当向患者的近亲属说明,并取得其书面同意。医务人员未尽到前款义务,造成患者损害的,医疗机构应当承担赔偿责任。本法明确规定医务人员的"说明义务"和患者的"同意权",体现了对患者自主决定权的尊重。

　　第56条规定:因抢救生命垂危的患者等紧急情况,不能取得患者或者其近亲属意见的,经医疗机构负责人或者授权的负责人批准,可以立即实施相应的医疗措施。

　　第57条规定:医务人员在诊疗活动中未尽到与当时的医疗水平相应的诊疗义务,造成患者损害的,医疗机构应当承担赔偿责任。

　　第58条规定:患者有损害,因下列情形之一的,医疗机构不承担赔偿责任:患者或者其近亲属不配合医疗机构进行符合诊疗规范的诊疗,医务人员在抢救生命垂危的患者等紧急情况下已经尽到合理诊疗义务,限于当时的医疗水平难以诊疗。

　　第59条规定:因药品、消毒药剂、医疗器械的缺陷或输入不合格的血液造成患者损害的,患者可以向生产者、血液提供机构或医疗机构请求赔偿。

　　第62条规定:医疗机构及其医务人员应当对患者的隐私保密。泄露患者隐私或未经患者同意公开其病历资料,造成患者损害的,应当承担侵权责任。

　　侵权法规定以下情形就可以属于侵犯患者隐私:第一,未经患者许可而允许学生观摩；第二，未经患者同意公开患者资料；第三，乘机窥探与病情无关的身体其他部位；第四，其他与诊疗无关故意探秘和泄露患者隐私。但如果患者患有传染病、职业病以及其他涉及公共利益和他人利益的疾病就不应当隐瞒。

（四）献血法

国家实行无偿献血制度。国家提倡十八周岁至五十五周岁的健康公民自愿献血。为保障公民临床急救用血的需要，国家提倡并指导择期手术的患者自身储血，动员家庭、亲友、所在单位，以及社会互助献血。

血站对献血者必须免费进行必要的健康检查；身体状况不符合献血条件的，血站应当向其说明情况，不得采集血液。献血者的身体健康条件由国务院卫生行政部门规定。我国规定，一次献血量200ml，最多不得超过400ml，两次采集间隔期不少于6个月。

为保证应急用血，医疗机构可以临时采集血液，但应当依照本法规定，确保采血用血安全。

知识链接

献血须知

1．献血前的注意事项

（1）学习献血知识，消除紧张情绪。

（2）献血前3天不服药。

（3）献血当天不宜吃肥肉、鱼、油条等高脂肪、高蛋白食物。

2．献血后的注意事项

（1）献血完毕，针眼处按压5～10分钟。

（2）穿刺部位24小时内不被水浸润。

（3）献血当天不从事体育比赛、通宵娱乐等活动。

（4）饮食适中，勿过量。

（五）艾滋病防治法

艾滋病防治工作坚持预防为主、防治结合的方针，建立政府组织领导、部门各负其责、全社会共同参与的机制，加强宣传教育，采取行为干预和关怀救助等措施，实行综合防治。

任何单位和个人不得歧视艾滋病病毒感染者、艾滋病患者及其家属。艾滋病病毒感染者、艾滋病患者及其家属享有的婚姻、就业、就医、入学等合法权益受法律保护。

（六）人体器官移植条例

为了规范人体器官移植，保证医疗质量，保障人体健康，维护公民的合法权益，制定本条例。在中华人民共和国境内从事人体器官移植，适用本条例；从事人体细胞和角膜、骨髓等人体组织移植，不适用本条例。

任何组织或者个人不得以任何形式买卖人体器官，不得从事与买卖人体器官有关的活动。

任何组织或者个人对违反本条例规定的行为，有权向卫生主管部门和其他有关部门举报；对卫生主管部门和其他有关部门未依法履行监督管理职责的行为，有权向本级人民政府、上级人民政府举报。接到举报的人民政府、卫生主管部门和其他有关部门对举报应当及时核实、处理，并将处理结果向举报人通报。

第三节　护理工作中常见的法律问题

在护理工作中，护理人员应熟悉国家的法律法规，明确护理工作中常见的法律问题，自觉遵纪守法，用法律来保护患者和自身的合法权益，提高护理质量。

一、护生的法律责任

护理工作必须由具备护士资格的人来承担，才能保障护理质量和公众的就医安全。而护生是正在学习的学生，尚未获得执业资格。从法律上讲，必须按照卫健委的有关规定，在执业护士的严密监督和指导下，为患者实施护理。护生在执业护士的督导下，发生差错事故，除本人要承担一定责任外，带教老师也应承担相应的法律责任。如果护生脱离带教护士的督导，擅自行事造成患者的伤害，就要承担法律责任。所以带教老师应严格带教，护生应虚心学习，勤学苦练，防止发生差错或事故。护生进入临床实习前，应明确自己法定的职责范围，严格遵守操作规程。

二、执行医嘱的法律问题

医嘱是医生根据患者病情的需要，拟定的书面嘱咐，由医护人员共同执行。根据《护士条例》，护士应该正确地执行医嘱，观察患者的身心状态，对患者进行科学的护理。护士在执行医嘱时应注意以下几点：

1．认真仔细地查对医嘱，确认无误后及时准确地执行。不可随意篡改或无故不执行医嘱。

2．护士如发现医嘱有明显错误，有权拒绝执行，并向医生提出；若明知该医嘱可能给患者造成损害，酿成严重后果，仍照样执行，护士将与医生共同承担所引起的法律责任。

3．当患者或家属对医嘱提出疑问时，护士应立即核对医嘱的准确性，再决定是否执行。并向患者或家属做出适当的解释。

4．当患者病情发生变化，应及时通知医生，并根据自己的知识和经验与医生协商，确定是否继续或暂停或修改医嘱。

5．慎对口头医嘱，一般情况下不执行口头医嘱。在抢救、手术等特殊情况下，必须执行口头医嘱时，护士应向主管医生复诵一遍口头医嘱的内容，双方确认无误后方可执行。在执行完医嘱后，应及时记录医嘱的时间、内容、患者当时的情况等，并让医生及时补写书面医嘱。

三、护理文件书写中的法律问题

护理文件既是医生观察诊疗效果、调整治疗方案的重要依据，也是检查衡量护理质量的重要资料，是病历的重要组成部分。为了避免护理文件中的法律问题，护士应注意以下几点：

1．书写客观、准确、及时　护理文件所记录的内容必须真实、准确，反映患者的客观事实，不能凭空捏造或主观臆断。根据《医院工作制度》的精神，如果护理文件书写中出现笔误或其他正当理由造成的错误记录时，应当在保证原记录清楚、可辨认的前提下进行修改。修改时使用不同颜色墨水，注明修改时间并签名，以示负责。但当发生医疗事故争议后，不得修改。因抢救急危患者，未能及时书写病历的，有关医务人员应当在抢救结束后 6 小时内据实补记，并加以注明。不认真记录、漏记和错记等都可能导致误诊、误治，引起医疗纠纷。

2．签名清楚、认真　当执业护士执行完医嘱后应清楚、认真地在相应护理文件书上签全名。若为见习、实习护士，应在老师指导下完成某项操作后签字，同时带教老师应在其签字后再签上自己的姓名，以示负责。

3．记录完整　在记录护理文件的过程中，应逐页逐项填写，每项记录前后按规定不留空白，以防添加，且不得丢失，随意拆散以及损坏。保证医护人员通过护理文件全面、及时、动态地了解患者的情况，同时避免在医疗纠纷或事故处理中无相应证据，承担举证不能的责任。

四、药品管理中的法律问题

病房药品应有严格的管理制度，特别是麻醉药品（主要指杜冷丁、吗啡类药物）。麻醉药品临床上限用于晚期癌症或术后镇痛等。麻醉药品应由专人负责保管。护士若利用自己的权力将这些药品提供给一些不法人员倒卖或吸毒者自用，这在行为事实上已构成参与贩毒、吸毒罪。因此，医院应严格贯彻执行药品管理制度，并经常向有条件接触这类药品的护理人员进行法律教育。

因为工作的需要，护理人员还负责保管、使用各种贵重药品、医疗用品和办公用品等。不允许利用职务之便，将这些物品占为己用，情节严重者，可被起诉犯盗窃公共财产罪。

五、违法护理行为的法律限定

作为专业护士，要为患者的健康和生命负责，因此掌握护理工作中有关法律界定方面的知识，通过合理的判断和决定来保证安全的护理。

（一）侵权行为与犯罪

在医院里，护理人员与患者的接触比其他医务人员更为密切，在护理活动中应注意防止侵权行为与犯罪的发生。侵权行为一般是指对人身权利不应有的侵犯；犯罪则是指一切触犯国家刑法的行为。前者可通过民事方式（如调解、赔礼、赔物乃至赔款等）来解决，后者则必然会被起诉而依法受到惩处。有时在同一护理活动中，侵权行为可与犯罪同时发生。侵权行为可不构成犯罪，但犯罪必定包含有被害者基本合法权益的严重侵犯。分清犯罪与侵权行为的关键是对护理行为目的和后果的正确鉴定。

1．侵犯患者的生命健康权　生命权是指自然人维持生命和保护生命安全利益的权利。健康权是指自然人保持生理功能正常和生理功能完善发挥的人格权利。我国《宪法》、《刑法》和《民法通则》都规定了公民享有生命健康权。其中"生命权"是人权中的首位权利。作为护理人员，应充分尊重护理对象的生命健康权。例如，患者有恢复健康、促进健康的权利。当他主诉病情时，护士没有认真听，引起患者的不满，这就是侵犯了患者的生命健康权，通过调解、赔礼、道歉等予以解决。如果因为没有认真听而延误了抢救时机，引起死亡，这就是犯罪，应依法受到惩处。护理人员应不断提高法律意识，尊重患者，爱护患者，尽职尽责，保护患者的生命健康。

2. 侵犯患者的隐私权　《护士管理办法》第 24 条明确规定：护士在执业中得悉就医者的隐私，不得泄露，但法律另有规定的除外。尊重患者的个人隐私应当成为护理人员秉持的一条原则。因治疗和护理的需要，患者将一些个人隐私如婚姻、恋爱、性生活等告知医护人员，如果护士在不适宜的场合谈论患者的隐私，其言行则侵犯了患者的隐私权、保密权。若随意议论患者的隐私，造成扩散而导致患者自杀身亡，就构成犯罪。因此，作为护理工作者，应多为患者考虑，把尊重患者隐私当成一种常态，养成尊重患者隐私的良好习惯，只有这样，患者的隐私权才能得到尊重，也只有这样，才能真正建立一种良好的平等的护患关系。

3. 侵犯患者的名誉权　名誉权是指公民对自己在社会生活中所获得的社会评价应当受到保护的权利。护理实践的特殊性，非法宣扬患者隐私是侵犯患者的名誉权。侵害名誉权，侵权者要承担相应的民事责任。依照《民法通则》第 120 条的规定，名誉权受到侵犯，当事人有权要求停止侵害，恢复名誉，消除影响，赔礼道歉，并可以要求赔偿损失。

4. 侵犯患者的知情同意权　《医疗事故处理条例》第 11 条规定："在医疗活动中，医疗机构及其医务人员应当将患者的病情、医疗措施、医疗风险等如实告知患者，及时解答其咨询。"可见，向患者告知是医疗机构和医务人员的法定义务。在就医过程中，患者十分重视这一权益。他们对自己的病情、检查、用药、治疗等都希望了解得一清二楚。一旦发现有未经同意采取的措施时，就会投诉而引发纠纷。为保护患者的知情权，医疗机构和医务人员就负有向患者告知的义务。

5. 侵犯患者的自由选择权　患者有权决定自己的手术及各种特殊诊疗、护理手段，未经患者及家属的理解和同意，医务人员不得私自进行。否则侵犯了患者的自由选择权。

6. 侵犯患者的肖像权　《中华人民共和国民法通则》第 100 条规定："公民享有肖像权，未经本人同意，不得以营利为目的使用公民的肖像"。侵犯肖像权的行为，体现在没有法律根据，又未征得本人同意，擅自制作或者使用他人肖像的行为。虽然《民法通则》仅规定未经本人同意不得以营利为目的使用公民肖像，但一般认为即使非以营利为目的，也侵犯了公民的肖像权。

（二）疏忽大意与渎职罪

疏忽大意是工作责任心不强的表现。严重的疏忽大意，造成了较为严重的后果是渎职。渎职要追究法律责任，虽然一般的疏忽大意大都不予追究法律责任，但如果造成了严重的后果或极大的不良影响时，同样要追究其法律责任。

疏忽大意是指不专心致志地履行职责，因一时粗心或遗忘而造成客观上的过失行为。就护理而言，"过失"可导致两种后果：

1. 疏忽大意的错误仅损害了服务对象的某些心理满足、生活利益或恢复健康的进程，而并未造成法律上的损害。

2. 因失职而致残、致死。

上述第一种后果可构成侵权行为，但并不犯罪；第二种后果则对受害的服务对象负有法律责任，因为护理人员已经构成了过失犯罪或渎职罪。因此，判定疏忽大意仅为失职过错，还是犯罪行为，其重要的依据要看被告（护理人员）是否已造成原告（服务对象）的不可挽回的法律损害。

例如某护士在工作中不负责任，误将 A 患者的青霉素药物用在 B 患者身上，如果 B 患者不对青霉素过敏，此属疏忽大意造成的差错；但如果 B 患者对青霉素产生过敏性休克死亡，则需追究该护士法律责任，她将被起诉犯有渎职罪。

（三）收礼与受贿

救死扶伤是护士的神圣职责，护士不得借工作之便谋取额外报酬。但患者康复后，出于感激的心理而自愿向护士馈赠少量纪念性礼品，原则上不属于贿赂，如果护士主动向患者及其家属索要钱款、物品等，则是犯了索贿、受贿罪。

（四）护理行为的两重性

通常人们认为护理行为是有益无害的，实际并非如此。辩证的观点认为任何一种护理行为都具有两重性，即有益性和有害性。如：加压输液输血，对失血性休克患者抢救是有益的，但在加压时，护士离开患者致使患者发生空气栓塞而死亡则是有害的；输液对患者有很多益处，若输液前护士未进行三查七对，患者输入有霉菌的液体，引起严重的感染，后果可想而知。因此，每一项护理行为都要遵循操作常规，遵守三查七对、交接班等护理制度，尽可能避免差错事故的发生。

总之，护理角色与职能的拓展，使得护理的法律责任扩大。为了保护护士自身的正当权益，使其在工作实践中的护理行为与法的原则一致，护士有必要加强对相关法律、法规的学习，不断提高法律意识，尊重患者，关爱患者，尽职尽责，维护患者的生命健康。

案例分析

案例：患儿，男，7 岁，因麻痹性肠梗阻入院。住院后给予输液、插胃管治疗。医嘱："见尿后，10% 氯化钾 10ml 推入管内。"值班护士将此医嘱抄在纸条上，交给实习护生，嘱其见患儿有尿后即执行医嘱。半小时后，实习护生发现患儿排尿后，将 10% 氯化钾 10ml 推入输液管内，结果患儿出现心跳骤停，经多方抢救无效，患儿死亡。

讨论与思考：患儿死于心跳骤停是如何造成的？护士的行为是否构成违法？合理的处理方法是什么？

分析：从医嘱来说，医生本意是将氯化钾推入胃管内，但医嘱写得不明确。另外，作为一名合格的护士应该掌握禁忌静脉推注氯化钾的专业知识。护士在执行医嘱时若能做到工作认真负责，就会提出问题和堵住医嘱不明确的漏洞。然而，带教护士工作不负责任，不仅机械执行医嘱，而且将医嘱抄在纸条上交给实习护生；由其单独执行，并未很好交代，致使实习护生执行医嘱错误，应负主要责任。实习护生缺乏科学作风，遇事不思考，而直接将氯化钾从输液管内推入，以致造成无可挽回的后果，应为直接责任者。此为一级医疗责任事故。

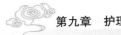

附　中华人民共和国国务院令(第517号)

护士条例

（2008年1月23日中华人民共和国国务院令第517号）

第一章　总　　则

第一条　为了维护护士的合法权益,规范护理行为,促进护理事业发展,保障医疗安全和人体健康,制定本条例。

第二条　本条例所称护士,是指经执业注册取得护士执业证书,依照本条例规定从事护理活动,履行保护生命、减轻痛苦、增进健康职责的卫生技术人员。

第三条　护士人格尊严、人身安全不受侵犯。护士依法履行职责,受法律保护。

全社会应当尊重护士。

第四条　国务院有关部门、县级以上地方人民政府及其有关部门以及乡（镇）人民政府应当采取措施,改善护士的工作条件,保障护士待遇,加强护士队伍建设,促进护理事业健康发展。

国务院有关部门和县级以上地方人民政府应当采取措施,鼓励护士到农村、基层医疗卫生机构工作。

第五条　国务院卫生主管部门负责全国的护士监督管理工作。

县级以上地方人民政府卫生主管部门负责本行政区域的护士监督管理工作。

第六条　国务院有关部门对在护理工作中做出杰出贡献的护士,应当授予全国卫生系统先进工作者荣誉称号或者颁发白求恩奖章,受到表彰、奖励的护士享受省部级劳动模范、先进工作者待遇;对长期从事护理工作的护士应当颁发荣誉证书。具体办法由国务院有关部门制定。

县级以上地方人民政府及其有关部门对本行政区域内做出突出贡献的护士,按照省、自治区、直辖市人民政府的有关规定给予表彰、奖励。

第二章　执业注册

第七条　护士执业,应当经执业注册取得护士执业证书。

申请护士执业注册,应当具备下列条件:

（一）具有完全民事行为能力;

（二）在中等职业学校、高等学校完成国务院教育主管部门和国务院卫生主管部门规定的普通全日制3年以上的护理、助产专业课程学习,包括在教学、综合医院完成8个月以上护理临床实习,并取得相应学历证书;

（三）通过国务院卫生主管部门组织的护士执业资格考试;

（四）符合国务院卫生主管部门规定的健康标准。

护士执业注册申请,应当自通过护士执业资格考试之日起3年内提出;逾期提出申请的,除应当具备前款第（一）项、第（二）项和第（四）项规定条件外,还应当在符合国务院卫生主管部门规定条件的医疗卫生机构接受3个月临床护理培训并考核合格。

护士执业资格考试办法由国务院卫生主管部门会同国务院人事部门制定。

第八条　申请护士执业注册的,应当向拟执业地省、自治区、直辖市人民政府卫生主管部门提出申请。收到申请的卫生主管部门应当自收到申请之日起 20 个工作日内做出决定,对具备本条例规定条件的,准予注册,并发给护士执业证书;对不具备本条例规定条件的,不予注册,并书面说明理由。

护士执业注册有效期为 5 年。

第九条　护士在其执业注册有效期内变更执业地点的,应当向拟执业地省、自治区、直辖市人民政府卫生主管部门报告。收到报告的卫生主管部门应当自收到报告之日起 7 个工作日内为其办理变更手续。护士跨省、自治区、直辖市变更执业地点的,收到报告的卫生主管部门还应当向其原执业地省、自治区、直辖市人民政府卫生主管部门通报。

第十条　护士执业注册有效期届满需要继续执业的,应当在护士执业注册有效期届满前 30 日向执业地省、自治区、直辖市人民政府卫生主管部门申请延续注册。收到申请的卫生主管部门对具备本条例规定条件的,准予延续,延续执业注册有效期为 5 年;对不具备本条例规定条件的,不予延续,并书面说明理由。

护士有行政许可法规定的应当予以注销执业注册情形的,原注册部门应当依照行政许可法的规定注销其执业注册。

第十一条　县级以上地方人民政府卫生主管部门应当建立本行政区域的护士执业良好记录和不良记录,并将该记录记入护士执业信息系统。

护士执业良好记录包括护士受到的表彰、奖励以及完成政府指令性任务的情况等内容。护士执业不良记录包括护士因违反本条例以及其他卫生管理法律、法规、规章或者诊疗技术规范的规定受到行政处罚、处分的情况等内容。

第三章　权利和义务

第十二条　护士执业,有按照国家有关规定获取工资报酬、享受福利待遇、参加社会保险的权利。任何单位或者个人不得克扣护士工资,降低或者取消护士福利等待遇。

第十三条　护士执业,有获得与其所从事的护理工作相适应的卫生防护、医疗保健服务的权利。从事直接接触有毒有害物质、有感染传染病危险工作的护士,有依照有关法律、行政法规的规定接受职业健康监护的权利;患职业病的,有依照有关法律、行政法规的规定获得赔偿的权利。

第十四条　护士有按照国家有关规定获得与本人业务能力和学术水平相应的专业技术职务、职称的权利;有参加专业培训、从事学术研究和交流、参加行业协会和专业学术团体的权利。

第十五条　护士有获得疾病诊疗、护理相关信息的权利和其他与履行护理职责相关的权利,可以对医疗卫生机构和卫生主管部门的工作提出意见和建议。

第十六条　护士执业,应当遵守法律、法规、规章和诊疗技术规范的规定。

第十七条　护士在执业活动中,发现患者病情危急,应当立即通知医师;在紧急情况下为抢救垂危患者生命,应当先行实施必要的紧急救护。

护士发现医嘱违反法律、法规、规章或者诊疗技术规范规定的,应当及时向开具医嘱的医师提出;必要时,应当向该医师所在科室的负责人或者医疗卫生机构负责医疗服务管理的人员报告。

第十八条　护士应当尊重、关心、爱护患者,保护患者的隐私。

第十九条　护士有义务参与公共卫生和疾病预防控制工作。发生自然灾害、公共卫生事件等严重威胁公众生命健康的突发事件，护士应当服从县级以上人民政府卫生主管部门或者所在医疗卫生机构的安排，参加医疗救护。

第四章　医疗卫生机构的职责

第二十条　医疗卫生机构配备护士的数量不得低于国务院卫生主管部门规定的护士配备标准。

第二十一条　医疗卫生机构不得允许下列人员在本机构从事诊疗技术规范规定的护理活动：

（一）未取得护士执业证书的人员；

（二）未依照本条例第九条的规定办理执业地点变更手续的护士；

（三）护士执业注册有效期届满未延续执业注册的护士。

在教学、综合医院进行护理临床实习的人员应当在护士指导下开展有关工作。

第二十二条　医疗卫生机构应当为护士提供卫生防护用品，并采取有效的卫生防护措施和医疗保健措施。

第二十三条　医疗卫生机构应当执行国家有关工资、福利待遇等规定，按照国家有关规定为在本机构从事护理工作的护士足额缴纳社会保险费用，保障护士的合法权益。

对在艰苦边远地区工作，或者从事直接接触有毒有害物质、有感染传染病危险工作的护士，所在医疗卫生机构应当按照国家有关规定给予津贴。

第二十四条　医疗卫生机构应当制定、实施本机构护士在职培训计划，并保证护士接受培训。

护士培训应当注重新知识、新技术的应用；根据临床专科护理发展和专科护理岗位的需要，开展对护士的专科护理培训。

第二十五条　医疗卫生机构应当按照国务院卫生主管部门的规定，设置专门机构或者配备专（兼）职人员负责护理管理工作。

第二十六条　医疗卫生机构应当建立护士岗位责任制并进行监督检查。

护士因不履行职责或者违反职业道德受到投诉的，其所在医疗卫生机构应当进行调查。经查证属实的，医疗卫生机构应当对护士做出处理，并将调查处理情况告知投诉人。

第五章　法律责任

第二十七条　卫生主管部门的工作人员未依照本条例规定履行职责，在护士监督管理工作中滥用职权、徇私舞弊，或者有其他失职、渎职行为的，依法给予处分；构成犯罪的，依法追究刑事责任。

第二十八条　医疗卫生机构有下列情形之一的，由县级以上地方人民政府卫生主管部门依据职责分工责令限期改正，给予警告；逾期不改正的，根据国务院卫生主管部门规定的护士配备标准和在医疗卫生机构合法执业的护士数量核减其诊疗科目，或者暂停其6个月以上1年以下执业活动；国家举办的医疗卫生机构有下列情形之一、情节严重的，还应当对负有责任的主管人员和其他直接责任人员依法给予处分：

（一）违反本条例规定，护士的配备数量低于国务院卫生主管部门规定的护士配备标准的；

（二）允许未取得护士执业证书的人员或者允许未依照本条例规定办理执业地点变更手续、延续执业注册有效期的护士在本机构从事诊疗技术规范规定的护理活动的。

第二十九条　医疗卫生机构有下列情形之一的，依照有关法律、行政法规的规定给予处罚；国家举办的医疗卫生机构有下列情形之一、情节严重的，还应当对负有责任的主管人员和其他直接责任人员依法给予处分：

（一）未执行国家有关工资、福利待遇等规定的；

（二）对在本机构从事护理工作的护士，未按照国家有关规定足额缴纳社会保险费用的；

（三）未为护士提供卫生防护用品，或者未采取有效的卫生防护措施、医疗保健措施的；

（四）对在艰苦边远地区工作，或者从事直接接触有毒有害物质、有感染传染病危险工作的护士，未按照国家有关规定给予津贴的。

第三十条　医疗卫生机构有下列情形之一的，由县级以上地方人民政府卫生主管部门依据职责分工责令限期改正，给予警告：

（一）未制订、实施本机构护士在职培训计划或者未保证护士接受培训的；

（二）未依照本条例规定履行护士管理职责的。

第三十一条　护士在执业活动中有下列情形之一的，由县级以上地方人民政府卫生主管部门依据职责分工责令改正，给予警告；情节严重的，暂停其6个月以上1年以下执业活动，直至由原发证部门吊销其护士执业证书：

（一）发现患者病情危急未立即通知医师的；

（二）发现医嘱违反法律、法规、规章或者诊疗技术规范的规定，未依照本条例第十七条的规定提出或者报告的；

（三）泄露患者隐私的；

（四）发生自然灾害、公共卫生事件等严重威胁公众生命健康的突发事件，不服从安排参加医疗救护的。

护士在执业活动中造成医疗事故的，依照医疗事故处理的有关规定承担法律责任。

第三十二条　护士被吊销执业证书的，自执业证书被吊销之日起2年内不得申请执业注册。

第三十三条　扰乱医疗秩序，阻碍护士依法开展执业活动，侮辱、威胁、殴打护士，或者有其他侵犯护士合法权益行为的，由公安机关依照治安管理处罚法的规定给予处罚；构成犯罪的，依法追究刑事责任。

第六章　附　　则

第三十四条　本条例施行前按照国家有关规定已经取得护士执业证书或者护理专业技术职称、从事护理活动的人员，经执业地省、自治区、直辖市人民政府卫生主管部门审核合格，换领护士执业证书。

本条例施行前，尚未达到护士配备标准的医疗卫生机构，应当按照国务院卫生主管部门规定的实施步骤，自本条例施行之日起3年内达到护士配备标准。

第三十五条　本条例自2008年5月12日起施行。

（曾晓英）

扫一扫
测一测

复习思考题

1. 什么是法律意义上的护士？怎样才能成为法律意义上的护士？

2. 如何区分疏忽大意与渎职罪？

3.《医疗事故处理条例》规定，医疗事故如何分级？

4. 护生应如何遵守《护士条例》？

5. 患者，男，66岁，因患大叶性肺炎收入内科三病室7床。住院后，经抗感染、对症治疗等，病情明显好转。于住院第5天下午3时，某护士做治疗时，未进行三查七对，误将同病房6床的青霉素80万单位给7床患者肌内注射。推药约1ml时，发现自己打错针，立即停止注射。该护士既未向值班医师汇报，又没采取补救措施，接着到隔壁病房给别的患者做治疗。3～4分钟后7床家属反映患者心前区不适、发绀、呼吸困难，该护士立即请来医师抢救。经多方抢救无效，患者于下午4时死亡。请对此案例进行分析。

第十章

临床护理决策与循证护理

 学习要点

1. 临床护理决策、循证护理的概念；
2. 临床护理决策的步骤、循证护理实践的步骤与方法；
3. 临床护理决策的类型和模式、循证护理的基本要素；
4. 具备运用所学知识指导护理实践的能力。

护理人员在临床护理实践中，需要分析和判断患者的具体情况，以便能够做出最佳的临床护理决策。正确决策和循证护理两者都是促进患者康复的重要保证，同时也促进了护理决策的科学性，保证了护理实践的安全性，对有效提高护理措施和节约卫生资源具有重要的临床意义。

第一节 临床护理决策

一、临床护理决策概述

（一）临床护理决策的概念

临床护理决策是指护理人员在临床护理实践过程中，对面临的现象或问题，从所拟定的若干个可供选择的方案中做出决断并付诸实施的过程。

（二）临床护理决策的类型

1. 确定型临床护理决策　该决策是指在已经确定事件结局的情况下护理人员所做出的决策。在这种情况下，护理人员只需通过分析各种方案的最终得失，做出选择。

2. 风险型临床护理决策　该决策是指在尚不能确定事件发生的结局，但可以估计其概率的情况下做出的临床护理决策。风险型临床护理决策有3个基本条件：①存在两种以上的结局；②可以估计自然状态下事件的概率；③可以计算不同结局的收益和损失。

3. 不确定型临床护理决策　该决策是指在不能确定事件发生的结局，也不能确定相关事件的概率的情况下护理人员所做出的决策。

（三）临床护理决策的模式

根据护理人员与患者在临床护理决策中的角色定位不同,将临床护理决策分三种:共同决策、护士决策和患者决策模式。

1. 共同决策模式 共同决策模式是指护理人员向患者提供各种相关信息,患者提供自身的病情和生活方式以及自己的价值取向等,然后双方对相关的备择方案进行讨论,并结合实际情况(如社会、家庭、医院现实条件等因素)做出最优的选择。在此过程中,护理人员与患者都是决策者,他们之间是一种协作关系。并且,护理人员还承担教育患者的任务,在决策进行的过程中护理人员首先需要客观地向患者解释,使患者具有参与决策的基本知识和思想基础。如患者的饮食护理,护理人员根据其病情指导调整饮食的种类,患者自主选择具体食物。

2. 护士决策模式 护士决策模式是指由护士为主导,护士单独或者与其他医务人员一起考虑收益和风险进而替患者做出选择,告知患者的信息量由护士决定。在护士决策模式中,患者不能参与决策过程。该模式决策的前提是护士知道哪种方案对患者最为合适。如患者准备进行治疗时,护理人员如何来安排其治疗的顺序。

3. 患者决策模式 患者决策模式是指由护理人员提供各种方案的优点和风险等相关信息。患者根据自身的经验以及理解独立做出选择。如患者在休息时,采用何种休息体位。

在社会进步的同时,患者更加关心与自身利益相关的各种决策,愿意了解和参与决策过程。因此,一般情况下,临床护理决策应首先提倡使用共同决策模式。

二、临床护理决策策略

（一）临床护理决策的步骤

护理人员在临床护理决策过程中,为了达到最佳决策的目的,应根据临床护理决策的步骤,正确分析患者的具体情况,预测护理临床问题的发展趋势,充分搜集相关信息,缜密进行逻辑推理,以做出满意的决策。

1. 明确问题 明确问题是合理决策、正确解决问题的前提。在进行临床护理决策时,护理人员应密切观察病情、有效地和患者沟通、广泛地运用相关资源获得足够的信息,对患者的问题进行评判性分析,进而明确患者所面临的问题。

2. 陈述目标 在临床护理决策时,问题一旦确定后,就应陈述决策工作所要达到的解决目标。此时护理人员应该明确为了达到目标,进行决策时要充分考虑达到目标的具体评价标准。决策者根据具体临床情景对决策目标的重要性进行排序,建立优先等级,首先注重最重要的目标以获得主要的结果。

3. 选择方案 护理人员进行临床护理决策,选择最佳方案之前,应该充分收集信息及有用证据,寻找各种可能的解决方案并对这些方案进行正确评估。

（1）寻找备择方案:护理人员根据决策目标,运用评判性思维寻求所有可能的方案作为备择方案,在护理临床实践过程中,这些备择方案可来自护理干预或患者护理决策等。

（2）评估备择方案:护理人员对各种备择方案根据客观原则进行评估分析,在此过程中护理人员应注意调动患者的积极性,与患者充分合作,权衡备择方案,共同选择、检验、评价各种方案,此外,还应对每一备择方案可能产生的积极或消极作用进行预测。

（3）做出选择：对各种备择方案评估后，采用一定的方法选择最佳方案。如可采用列表法，将备择方案进行排列做出选择。

4. 实施方案　在实施方案阶段，护理人员需要根据解决问题的最佳方案制订相应的详细计划来执行该决策。在此过程中，护理人员应注意制订相应的计划，预防、减少或克服在实施方案过程中可能出现的问题。

5. 评价反馈　在方案实施过程中或实施后，护理人员对所运用的策略进行评价，对策略积极和消极的结果进行检查，确定其效果及达到预期目标的程度。

案例分析

案例：某医院内科病房张护士在晚间值班时发现患者熄灯 3 小时后仍在床上翻来覆去睡不着，如何提出解决问题的具体方案？

分析：

1. 确定问题　密切关注患者病情并与其沟通，以确定影响患者睡眠的原因，如生理、心理、环境、药物等。

2. 陈述目标　①能叙述妨碍睡眠的原因、促进睡眠的方法②主诉休息充足，表现为休息后精神面貌较好。

3. 寻求备择方案并做出决定　保证病室内空气新鲜；减少病室内亮光和噪音；看病例，采取隐瞒性保护措施；听呼吸音，做体检，暗示没有问题；请医生解释；服镇静药；换房间等。

4. 实施方案　调整利尿剂服用时间：晚上 20：00 改为下午 16：00。

5. 评价和反馈　对决策的效果进行评估；反思和总结决策中的得失和经验教训；晨起患者精神状态较好；夜间如厕次数减少。

（二）发展临床护理决策能力的策略

临床护理决策是思维过程和行为过程的统一体，不同的护理人员在决策过程中的思维模式是不一样的。同时，临床护理决策还受到多方面因素的影响，如护理人员的专业技能、态度、情感、信心等。现有的临床护理决策的研究表明，护理人员临床决策能力的培养需要考虑多方面的因素，是个综合的培养过程。

1. 发展评判性思维能力　评判性思维能力是个体在复杂情景中，灵活应用已有的经验和知识，对面临的问题及解决方法进行选择，在反思的基础上进行分析、推理，做出合理的判断，在面临各种复杂的问题和各种选择的时候，能正确地进行取舍。护理人员评判性思维能力的提高是临床决策能力发展的前提，培养护士评判性思维能力，对提高护理质量具有重要意义。

2. 加强护理程序的运用　在临床护理决策过程中，要提高护理人员运用护理程序的能力和技巧，如在护理评估的过程中，注意形成系统的评估方法，提高评估效率。在对相关问题不了解的情况下，不要盲目行动，应注意相关知识的积累，了解健康问题的症状、体征、常见原因及处理方式。

3. 注重人文素质的培养　临床护理决策不是纯粹的专业技术工作，它蕴含着医学固有的终极关怀精神，体现着医疗卫生工作者对患者的重视、关爱和负责。因此，在护理教育中应该重点培养学生的人文关怀精神，使学生能够在临床护理决策的过程中始终弘扬人道主义精神,以高度负责、精益求精的职业态度,努力提高临床护理决策水平,为患者提供最好的护理服务,回应社会对护理专业的期望。

4.提高循证护理能力　循证护理是临床护理决策过程中最常用的方法之一。循证护理针对护理实践的整个过程,注重连续性、动态性及终末质量评价,并且能相对节省卫生资源和经费,具有较强的实用性。循证思想使临床护理决策能够依据科学研究的结果,而不是护理人员个人经验,因此,提高了临床护理决策的有效性。循证护理的实施有助于确保优质的医疗护理质量,促进我国卫生事业的发展。

第二节　循证护理

循证护理是 20 世纪 70 年代后期开始形成和发展、派生于临床流行病学的一门新兴学科。循证护理随着循证医学的形成与发展而出现,它是一种观念和工作方法,开展循证护理对促进临床护理实践的科学性、有效性,节约卫生资源具有重要的临床意义。

一、循证护理概述

(一)循证护理的概念

循证护理(evidence-based nursing,EBN)是随着循证医学的发展而产生的一种护理观念,它是指护理人员在计划其护理活动过程中,审慎、明确、明智地将科研结论与其临床经验以及患者愿望相结合,获取证据,作为最佳临床护理决策的依据的过程。

(二)循证护理的基本要素

1.护士的专业技能和经验　在临床实践中,护理人员应准确掌握患者的相关资料,敏感地察觉到临床问题,并充分利用自己的临床知识和经验,熟练运用临床技能,有效地解决患者的问题。因此,护理人员还需要不断更新和丰富自己的知识和技能,将其与临床经验密切结合。

2.患者的需求和实际条件　患者有寻求护理帮助的愿望,但是由于每个患者的病情、生物学特征、生活背景和价值观各不相同,每个患者的需求程度和表达方式存在较大的差异。护理人员在进行护理决策时必须考虑患者自身的需求,任何先进的诊治手段都必须得到患者的接受和配合才能取得最好的效果。同时,护理决策还必须考虑一些客观条件,如:患者的经济情况、是否拥有医疗保险,医院的诊疗条件等。

3.当前的最佳临床证据　不是所有的研究结论都可以成为循证护理的证据,循证护理需要的是经过严格界定和筛选获得的最新、最佳证据。必须应用临床流行病学的基本理论和临床研究的方法学以及有关研究质量评价的标准,严格评价证据的科学性、有效性、可行性和经济性。只有经过认真分析和评价获得的最新、最真实可靠而且有重要临床应用价值的研究证据才是循证护理的最佳证据。

护理人员在进行循证护理实践时,必须将上述三个基本要素有机结合起来,使用当前的最新最佳证据,结合患者自身的需求和实际客观条件,运用个人的专业技能和经验,做出最佳临床决策,为患者提供最佳的护理服务。

二、循证护理实践的步骤与方法

循证护理的目的是希望护理人员运用最新最佳"证据"解决临床中的实际问题。

如何将获得的最佳证据应用到临床护理工作中,需要护理工作者根据患者的具体情况和自身的临床经验,判断患者从中获利的可能性及其安全性,并且根据患者的意愿和经济能力,综合判断,做出最适合于患者的临床决策。

（一）循证护理实践的步骤

循证护理的实践过程是发现问题—寻找证据—解决问题的过程,主要包括以下步骤。

1. 提出问题 循证护理需要解决的问题来源于临床医疗和护理实践,比如临床应用过程中存在较大争议的问题,现有的多种护理措施如何选择的问题,患者所关心的如何避免疾病复发的问题等。这些问题涵盖疾病发生发展的全过程,包括疾病的病因、预防、诊断、治疗和预后。

2. 检索相关文献 收集研究证据是循证护理实践一个不可缺少的重要组成部分,其目的是通过系统的文献检索,为循证护理实践获取最佳证据奠定坚实的基础。所以在确定临床问题后,就应根据题目进行相关文献检索,尤其可以检索针对这个临床问题的系统综述和实践指南。实践指南以系统综述为依据,经专家讨论后由专业学会制定,具有权威性及实践指导意义。检索出相关的、现有的最好研究证据。

3. 评鉴收集的证据 检索到的原始文献是进行系统评价的基础,每一篇文献对系统评价的贡献是不同的,在敏感性分析和定量分析时应给予文献不同的权重值,确定一篇文献权重值的大小,要用临床流行病学和循证医学中评价文献质量的原则和方法进行严格的评鉴。这是循证护理的关键环节。对于所有检索到的原始研究证据,需要对证据的真实性、有效性和可行性进行严格评价,以辨别出质量好的研究和质量差的研究。质量差的研究不能作为可靠证据可以弃之不用,质量高的研究或者质量证据尚难定论的研究,可以通过系统评价或 Meta 分析,得出可靠的评价结论,并最终用以指导临床决策。

4. 传播证据 通过各种途径和媒介,例如开展培训、组织讲座、发表论文、散发材料、利用网络等形式,将所获得的证据推荐给临床实践机构和专业人员。

知识链接

Cochrane 协作网

1993 年国际上成立了 Cochrane 国际协作网。该协作网主要负责全面收集并系统评价全球范围内的随机对照试验（RCT）论文,并通过电子信息网络,将所得到的最佳研究证据推荐给世界各地的临床医生。1999 年,四川大学华西医院成立的中国循证医学中心（中国 Cochrane 中心）经国际 Cochrane 协作网指导委员会正式批准注册成为 Cochrane 国际协作网的第十四个中心。Cochrane 协作网还设立了 Cochrane 护理领域（Cochrane nursing care field,CNCF）,专门针对护理领域的相关研究进行系统评价和证据传播。

5. 应用证据 将所获得的最佳证据（如系统评价、临床指南、高质量的原始研究）与护理人员的专业技能和经验、患者的需求和意愿相结合,应用于临床实际问题,指导临床决策。在应用最佳证据时,还要考虑具体情况,对不同的患者、不同的医疗条件,要采用个体化的针对性的护理措施。一个最佳证据不一定适用于所有患者,同一个患者在不同情况下也可能会有多个不同的最佳证据。只有具体情况具体分析，才能使最佳决策得以顺利实施。

6. 评价证据　循证护理是一个动态发展过程，须在实施后评价证据应用后的效果。评审包括对患者的直接效果评价，如干预后患者疾病是否好转、并发症发生率有无下降、生活质量是否提高等，也包括对护理过程的评价，如是否按照系统评价更改原有的护理临床指南、是否形成新的护理常规等。效果评价的反馈有助于护理研究质量的提高，使得循证护理更丰富、更确切。

（二）系统评价与 Meta 分析

1. 系统评价的概念　系统评价（systematic review，SR）又称系统综述，是 Archie Cochrane 教授于 1979 年首先提出来的，最初主要针对的是随机对照试验，之后扩展到随机对照试验之外的其他临床研究类型。

系统评价是一种全新的文献综合方法，它针对某一具体临床问题，系统、全面地收集全世界所有已发表或未发表的相关临床研究，采用临床流行病学严格评价文献的原则和方法，筛选出符合质量标准的文献，进行定性或定量合成，得出综合可靠的结论。同时，随着新的临床研究结果的出现，系统评价还要及时更新，随时提供最新的知识和信息作为临床实践和研究的决策依据。

2. 系统评价和传统文献综述的区别　系统评价和传统的文献综述虽然都是对临床研究文献的分析和总结，但二者存在较大区别。传统综述多是围绕某一主题收集相关的医学文献，常常涉及这一主题的多个方面，对收集到的文献采用定性分析，结合自己的观点和临床经验进行阐述和评论。系统评价则只集中于某一主题的某一具体方面，全面收集所有相关文献，包括未发表的灰色文献，并对收集的文献进行定量或定性分析，有严格的方法学要求和统一的格式规范，并且随着新试验的出现，需要进行定期更新。因此，传统综述是对某一问题的全面概述，而系统评价则主要针对某一具体问题的解决。两者的区别见表 10-1。

表 10-1　系统评价与传统综述的区别

特征	传统综述	系统评价
研究问题	涉及范围较广	常集中于某一问题
文献来源	常未说明，不全面	明确，常为多渠道
检索方法	常未说明	有明确的检索策略
文献选择	有潜在偏倚	有明确的选择标准
文献评价	常不考虑原始文献的质量	有严格的评价方法
结果合成	定性研究	定量/定性研究
结论推断	有时遵循研究依据	大多遵循研究依据
结果更新	不定期更新	依据新试验定期更新

3. Meta 分析　Meta 分析（meta-analysis）又称荟萃分析、汇总分析，1976 年由心理学家 Glass 首次提出。在目前公开发表的文献里，Meta 分析和系统评价这两个名词经常被混用，但两者其实并不相同。

Meta 分析是一种统计分析方法，它是将收集到的独立的、目的相同的、可以合成的多个临床研究综合起来进行定量分析。Meta 分析对多个同类研究结果进行合并分析，因此可以避免单个研究样本量小的缺点，从而提高初步结论的论证强度和分析评估力度。Meta 分析不是对各个研究结果的简单相加，而是综合考虑每个研究的样本量大小和可信区间范围，给每个研究相应的权重，最终得出合并效应值。适用于对同一问题有多个研究，但各个研究之间结果并不一致的情况。

　　Meta 分析与一般研究方法不同，它的研究对象不是直接的研究客体，而是众多文献中有关同一问题的研究结果。Meta 分析也不等同于系统评价，它只有对同质性较好的多个研究进行定量分析才能得出有意义的结论，当研究缺乏有效数据或异质性过大，则无法使用 Meta 分析；而系统评价对所纳入的原始研究既可以进行定量评价，即 Meta 分析，也可以进行定性评价，分为量性系统评价（quantitative systematic review）和质性系统评价（qualitative systematic review）两类，Meta 分析是量性系统评价中采用的一种统计方法。

（曹　丹）

 复习思考题

　　1. 临床护理决策概念及临床护理决策的模式有哪些？
　　2. 何谓循证护理？循证护理包括哪些基本要素？
　　3. 循证护理实践的步骤有哪些？

常见循证
护理实践
模式

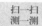
扫一扫
测一测

第十一章

护士核心能力与职业发展规划

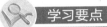
学习要点

1. 护士核心能力的概念、特征与架构；
2. 护士核心能力评价的方法、我国临床护理人员层次进阶层级。

核心能力（core competence）也指关键能力、核心竞争力、核心胜任力。20世纪90年代由美国学者普拉哈拉德（C.K. Prahalad）和英国学者哈默尔（G.Hamel）首次提出。核心能力在不同的行业有不同的具体表现，每一种职业都有它区别于其他职业的独特的知识、技能和价值观，这一系列能够让工作顺利完成的独特地相关行为，并伴随人终身的可持续发展的能力，被称作该职业的核心能力。21世纪初核心能力被引用到护理专业领域，这将对护理学科内涵建设、护理专业发展及护士能力提升与培养起到较大的促进作用。护士拥有与专业相匹配的核心能力是提升医院护理质量的根本，现今临床医院在选人、用人与招聘人才、绩效管理、薪资待遇等过程中越来越重视这种能力。

第一节　护士核心能力

一、护士核心能力概述

核心能力普遍存在于组织当中，是组织和组织内个人成功的关键要素，包括知识、技能和个人特质等。

（一）护士核心能力的概念及界定

根据本国的护理实践和发展，国际护士会和各个国家的护理协会对护士核心能力给了不同的定义。

1. 国际护士会　国际护士会（International Council of Nurse，ICN）将护士核心能力定义为：专科护士为提供安全及合乎伦理准则的护理服务所要求的特别知识、技能、判断力和个人特质。此定义被多数护理学者认可。但ICN于2003年首次提出的护士核心能力框架是以护理专业起点为基线的，通常指的是通科护士的核心能力。定义是"指完成了基本护理教育课程，并被相应的法律法规允许在其国家内从事护理工作,有能力和能自主地在所有照顾患者机构中参与三级保健。"不同的国家对护理专业起点的护士有不同的名称:如注册护士、合格护士、执照护士、执业护士。

2. 美国 美国是最先研究和应用护士核心能力的国家,但对护士能力的概念是各护理学会、护理学院根据自己的实际情况和不同护士专业,而进行不同意义的界定,主要从不同能力维度的构成来说明与定义。如美国注册护士执照(RN)是对外籍护士一个准入的鉴定,是申请后需通过语言与专业考试,确定你的从业能力后才会被批准(可移民)从事这一行业。

3. 澳大利亚 澳大利亚是较早对护士核心能力研究的国家,针对护理学的发展在不同时期对核心能力界定了不同的定义。护理学者 Gonczi 认为护士核心能力的行为性强调工作任务,应根据实际工作任务设置不同的核心能力标准,如初级水平到专家水平的核心能力标准不一样,标准需与能力相匹配,不同能力的人做不同的工作,人员分层使用,如专科护士培养。Elaing 认为核心能力分为两个方面,一方面是技术,这对每一个专业都是独一无二的;另一方面是非技术的,如职业道德、职业态度和知识结构等。

4. 加拿大 加拿大把护士核心能力定义为"在所规定的实践角色和环境中,护士为保证护理安全和护理伦理的实践行为所要求的知识、技能、判断力和个人特质的结合。"

5. 中国 国内大多数学者认为,护士核心能力是指护理教育应着重培养的、护理人员必须具备的工作能力,护士这种能力的获得,是一种不断学习知识、技能的过程,是一个不断积累的过程,还依靠在临床实践中培养、并通过临床实践不断提升的能力。多项调查表明,具备核心能力强的护理人员更能胜任本职工作,且个体这种能力资源往往具有他人不可替代性。

我国护士在完成了基本护理教育课程、获护理专业相应学历后,参加全国护士执业考试,合格者获中华人民共和国护士执业证书,经当地卫生行政部门注册后即成为可以上岗的执业护士,否则属违法执业。在中国通过护士执业考试后取得执业资格证书是入行的门槛与起点,是对从事护理工作者应达到的核心能力规定的最低标准。

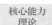

核心能力理论

(二)护士核心能力的特征

1. 独特性 护士核心能力的获得需要经过专业教育与培训、经过长期努力和积累形成,也是与其他专业人员相区别的、不可替代的。从各专科护理实践中所要求内部能力的差异性来讲,与之相适应的专科护士核心能力应当是独特的,没有完全相同核心能力的两个护理专科。护士的核心能力因其专科所需体现为不同侧重点和不同特性,最终达到确保护理服务质量和患者安全的目标。

2. 动态性 护士核心能力具有动态性,不是一成不变的。医学模式的转变、社会对护理服务越来越高的要求、医院的功能及规模不断扩大等因素需护理人员在成长过程中要不断地学习和积累,以培养最佳核心能力,为专业发展带来持续的竞争优势。同时,护理管理者、研究者针对不同时期、不同岗位(包括新增岗位)的核心能力标准与评价也应用动态的眼光界定。

3. 综合性 由于护理工作既是高科技、高技术含量的知识密集型行业,又是最具人性、最富人情的工作;而定义护理学是医药卫生领域中一门综合性应用学科,集专业知识技术、人文理念等为一体的学科。护士核心能力应满足专业要求而具有综合性。

4．可评价性　护士核心能力最重要的一点就是可持续发展和可评价性。对与人的生命打交道的职业应当有高标准监控下的核心能力要求，因此，从事这项工作的护理人员应有具备达到整体服务质量要求的核心能力。可评价性是核心能力的一个特性，是以促进其不断掌握与更新知识、技能来满足高质量护理需求。

5．价值性　护士核心能力对医院的医疗护理质量提升起着不可替代的作用，个人的高核心能力可为患者提供更安全、有效的服务，这种优质护理服务提升了患者满意度，提高了社会效益，另外拥有较高核心能力的医护人员越多，医院的竞争力也越具优势。

知识链接

教育部提出中国护士的核心能力

我国教育部与原卫生部的办公厅于 2003 年 12 月联合颁布关于《三年制高等职业教育护理专业领域技能型紧缺人才培养指导方案》中首次提出，中国护士的核心能力。要求护理专业教育指导思想应遵循能力为本位原则，"融传授知识、培养能力和提高素质为一体，贯穿于在校教育的全过程。加强实践性教学环节，鼓励理论与实践为一体的课程形式，加强专业实训基地的建设，以技术应用能力为支撑制订人才培养方案"。并明确提出护士应具备的基本能力与护士职业核心能力范围。文件要求围绕这些能力来匹配对应知识，根据知识范围设置相应课程，建立起具有护理专业特色的课程设置。

二、护士核心能力架构

通常把护士核心能力分为职业能力、人际关系能力、促进组织有效性能力和个人能力四个板块。

（一）职业能力

护士的职业能力是护理工作中一种至关重要的能力，它决定一个人是否能从事这项工作，而职业能力的高低又决定着对这项工作胜任的程度。

1．护士职业能力的基本要素

（1）为了胜任护理职业而必须具备的知识能力，表现为获得任职资格；

（2）在步入职场之后表现的职业素质；

（3）开始护理职业生涯之后具备的职业生涯管理能力。

2．护士职业能力涵盖的内容

（1）具备相关的护理理论知识和技术，基本会运用相对可靠的循证检索方法或相关的研究结果为证据，解决护理实践活动过程中的问题。具备一定的临床判断与决策能力。

（2）具备创新思维和评判性思维能力。

（3）具备极强的责任心：责任心是人类最优秀的品质之一，虽然各行各业都需要有责任心，但对于与人的生命打交道的护理职业，责任心非同小可。

（4）保护患者权益，尊重患者的隐私权，能识别护理实践中的不安全因素，有为患者提供安全环境、安全治疗的能力。

（5）会运用专业知识给患者提供基本护理的能力，并有对常见病、多发病病情和用药反应的观察能力。对危重患者进行应急处理和配合抢救的能力，具备专科护理能力。

（二）人际关系能力

护士的人际关系能力也称人际交往能力，是指妥善处理组织内外关系、与周围人与环境建立广泛联系并吸收外界信息的能力。包括以下内容：

1. 具有与护理对象建立良好的护患关系的能力，并与护理同行及其他医务人员有和谐的工作关系，既能服从上级安排又能与同行团结协作，高效率完成工作。

2. 以仁爱之心对待患者，并考虑患者家属的情绪，特别是丧亲者家属的情感，能理解家属情感倾诉的需要，以准确和易理解的沟通方式传达患者所需信息，并对家属有健康教育的能力。

3. 具有较强的语言表达能力，能进行教学指导示范，能胜任护理教学和具有对实习生的临床带教能力。

4. 通过多种媒体学习并关注护理学科新信息，具有对护理前沿领域发展趋势保持敏感的能力。

（三）促进组织有效性的能力

指协助确立及发展一个成功机构的能力。包括以下内容：

1. 具有在组织管理过程中持续性品质改善的能力，促进团队成员不断学习和积累，增强核心能力的能力。

2. 有提高组织成员核心价值观，尽早实现部门目标的能力。

3. 运用系统原理确保临床上有效的健康与疾病管理，重点是具备注重护理质量，减少和防范护理风险能力。

4. 具备管理中常见的法律问题处理能力，懂得依法执业、执行医嘱、病案记录问题、麻醉药品管理问题中的合法性等，让组织成员依法懂法、依法做事。

（四）个人能力

是护士应具备的个人特质和专业特性，即拥有护理人员自身区别于其他人独特的知识结构、价值观和能力。主要有以下内容：

1. 个人需具备良好的职业道德，能履行护理专业相关责任义务，为服务对象提供良好服务的能力，这是最基本的能力之一。

2. 具备与护理岗位相适应学历，参加护士执业资格考试获护士执业证书，获最低准入后适应岗位工作。

3. 个人对自己专业的终身学习负责，工作中积极主动不断更新专业理论知识与实践操作能力，以提升自己的核心能力。如通过学习，除增强了人文社科、医学、预防保健知识外，还具备专科护理、护理管理、护理教学和护理科研的能力，这是专科护士达到个人职业能力的有效途径。

 案例分析

为什么医院愿意花高薪聘用专科护士？

某省级三甲医院 ICU 病房决定年薪 30 万引进该市中心医院一名主任医师，该医生向省三甲医院院长提了一个条件：如同意自己带一名原来 ICU 做护理工作的同事，且给这名护士不低于自己一半年薪的待遇，就愿意调进该省级医院。省级医院考察这名只有中级职称的护士时，发现她确有过人的本领：5年前上海三甲医院ICU进修半年并获证，后一直在市中心医院ICU工作，不仅熟悉各项操作技术，能很好地配合医生进行病人的抢救工作，还熟练掌握各种仪器的调试使用、保养维修工作，当ICU仪器出现简单故障，能及时处理，其熟练程度不亚于一般医生。经考察后，这家省级医院按承诺高薪聘来了这位主任医师和与之搭档的ICU护士。而这名护士也成为本市拿最高工资的护理人员。

三、护士核心能力的评价

某种职业核心能力评价很大一部分是通过测试来完成的，如预测某人的职业定位以及适合的职业类型。通过职业测试能更好地确定一个人对其从事职业的综合能力。

护士核心能力的客观指标也是可以评价的。国家通过专业知识笔试测试（如执业考试）给予受试者一个准入机会，即任职资格。面试、技能考核与临床实际综合素质考核也是用人单位决定录用的重要因素。

（一）护士核心能力的评价原则

1. 客观性　客观地评价一个护士的核心能力是用人单位最重要的评价原则。不论是选人、用人和人才招聘，护士拥有较强的核心能力对医院今后发展、护理队伍素质提升和医疗护理质量持续性品质改善都有很大促进作用。还可以杜绝用人和人才招聘中靠关系走后门的不良现象。总之客观地评价护士核心能力是树立医院形象的正能量。

2. 科学性　指用反映客观规律的知识体系来评价护士核心能力，也指符合科学的评价。评价本身是主体根据一定的评价标准对评价客体做出有无价值及价值大小的判断。护士核心能力评价要紧紧围绕护理活动实践，遵循科学合理原则，并选择恰当的评价方法。

3. 系统性　用系统论的观点、系统分析的方法，从技术、经济、社会等方面对系统设计的各种方案进行评审和选择，以确定最优或次优或满意的系统方案。护士的核心能力评价可根据制度、资源条件、经济发展状况、教育水平和民族传统等，设定相对合理的系统评价模式、评价项目、评价标准。

4. 可行性　指从护理实践出发，选择能达到目标的方法来评价。可行性评价本身具有预见性、公正性、可靠性、科学性评价的特点。

5. 成本效益　各种评价方法均需符合成本效益原则。但只有在保证质量前提下考虑成本效益才合适，如不注重岗位分析与合理人员编配，单纯考虑用人个体费用就可能出现偏差。如某医院为降低用人成本不愿启用高年资护士，结果导致护理质量的下降。因此，应在科学分析的基础上，找到符合成本效益、达到预期目标的有效评价方法。

（二）护士核心能力考核评价的分类与方法

1. 按照评价主体的分类与方法

（1）自我评价：是护士按照职业要求对自己综合实力做一个评价。如是否能胜任工作？是否满意自己的学历及才华？对自己的职称职务是否满意？通过评价找差距，能激励护理人员之间比、学、赶、帮，提升自身素质与能力。

（2）他人评价：是医疗机构最常用的评价方法，包括同行评价、上级检查评价、第三方评价和集体评价等。①同行评价是指护理人员之间的评价；②上级评价是由上级行政主管部门检查或本医院院领导、护理部主任常规检查考评；③第三方评价是患者及服务对象的评价；④集体评价往往形式多样，如护士竞聘演讲后评委打分、领导给护士长年终考核打分、患者或出院患者给责任护士评语的收集等。

2. 按照评价形式的分类与方法

（1）笔试：是最传统、客观、使用最广泛的考试方法，易于操作，尤其适合理论考试。能较全面公正检测一个人的专业知识情况，如护理专业初级职称考试。目前随着信息化发展和减低阅卷成本，从提高工作效率出发，运用考试软件的计算机联网考试将逐渐成为主流，如国家执业护士资格考试、卫生系列高级职称的考试。

（2）面试：不仅对护士仪表素质一目了然，还对其心理素质、相关知识掌握、语言表达、应变能力及组织能力都有观察，能够比较全面地考评护士。优点是易于组织与操作，缺点是有可能只片面考查到受试者能力，且较易受主考官主观影响，也容易让受试者担心其公平性，面试最好与笔试等方法相结合。

（3）观察法：由护理专家、护理管理者在工作环境中实地观察护士各项工作的实施，从而评价护士的能力。

（4）个案考核法：通过临床典型个案来考察护理人员的专业知识、研究能力、分析解决问题等综合能力。此种考核法有利于促进护理学科发展和护士科研能力培养。

（5）360度考核法：常以问卷形式尽可能将被考核主体的所有相关评价联系起来，将不同主体的评价结果进行综合，从而得出被考核者的全方位绩效。所以临床上360度考核法常用于护理人员的绩效考核。此类考核法工作量较大、成本较高。

（6）客观结构化临床考试：是通过模拟临床场景，来直接考核受试者临床实践能力，有效避免和减少了主观性评判，虽然占用时间长，但评价客观、针对性强。

（三）评价量表的研究类型

目前评价护士核心能力的量表分两大类：一类是全科护士核心能力的评价量表，如刘明等人编制的注册护士核心能力测评量表，共7个维度，58个条目。另一类是专科护士核心能力的评价量表，国内仅有成守珍等参照ICU护士工作与培训要求，设计修订了ICU护士专业能力调查表，共4个维度，72个条目。以上两类测评量表，均具有较好信度和效度。护理管理者和教育者应能综合利用各种评价方法，尽可能客观公正、全方位地考察护士的核心能力。

第二节 护理职业发展规划

知识链接

长远目标、短期目标和无目标

哈佛大学一项研究表明：社会上有3%的人自己有清晰长远目标，有10%的人有清晰但比较短期的目标，60%的人有一些模糊的目标，27%的人没有目标。25年后，那3%有清晰长远目标的人，几乎都成为社会各界精英、领袖；那10%的人成为专业领域的成功人士；那60%的人成为大众群体，平凡地生活着；那27%的人生活不如意、工作不稳定，常抱怨社会不公平。

职业发展规划通常也称职业生涯规划、职业生涯设计。是指在对一个人职业生涯的主观和客观条件进行测定、分析、权衡的基础上，确定最佳的职业奋斗目标，并为实现这一目标做出有效的安排。规划的意义就是在目标和现状之间建一座可以到达的桥梁。职业生涯规划制订后可以根据实际情况变化不断修订完善，尽可能让自己通过努力达标。

一、护理专业就业现状与职业生涯管理内涵

（一）护理专业就业现状

随着高职高专护理专业招生规模的不断扩大，毕业生的数量越来越多，其就业难度越来越大，大学生中流行"毕业就等于失业"。加上就业的结构性失衡，高职高专学生不愿下基层，没有树立"先就业再择业"的思想。调查显示，从社会与毕业生的需求看，护理专业毕业生总的情况是供不应求，但现实为供大于求。其原因为医疗机构护理人员虽短缺严重，为降低成本不愿多招聘护理人员，规模较大条件较好的医院只录用本科以上学历毕业生，大专及大专以下文凭学生只能去较小医院或社区医院，且多为聘用制合同护士，待遇较正式职工低了许多。大多数中专学生愿意接受这些条件，并为找到工作而庆幸；而大专学生期望值较高，希望到大一点的医院、得到好一点的待遇，但聘用合同制的护理大专学生与中专学生待遇往往差别不大；这些原因导致大专学生就业出现"高不成，低不就"，这部分学生就业存在较大的就业压力。

（二）护士职业生涯管理内涵

护士职业生涯管理是指医院及护士个人，通过分析、评价护士的能力、兴趣和价值观等确定双方都能够接受的职业生涯目标，并通过培训、教育等一系列措施，逐步实现职业生涯目标的过程。包含了组织针对个人和组织发展需要所实施的职业生涯管理；个人为自己的职业生涯发展而实施的管理。

国家各级党委与政府，高度重视大学生就业工作，出台了促进大学生就业的多台相关政策，在一定程度上缓解了就业的压力。对护理专业毕业生来说，根据自己能力找到对应自己未来的工作岗位，根据市场对护理人才需求情况制订求职计划是护理职业生涯规划第一步。对于医疗部门来说，了解护理人员的兴趣、愿望、理想有助于组织塑造和培养优秀护理人员；通过了解护理人员的职业生涯规划目标，合理安排培训，提升其核心竞争力，使之在工作中看到未来发展希望，有助于稳定护理人员队伍、留住人才。

我国培养
护理博士生
基本能力
要求策略

二、护理职业发展规划与护士核心能力要求

护理管理者如何让护士核心能力与护理职业发展有机地结合，解决职业岗位与能力相匹配问题，让拥有较高护士核心能力的人才留在一线关键工作岗位上，是新时期医疗机构要面对和解决的问题。

（一）能级进阶模式

能级进阶模式是针对临床护士的一种系统性专业能力培养与评价制度，旨在通过核心能力、岗位胜任力而非按年资、职称、学历来评价和使用护士。它是管理者按护士的不同能级来定岗、定级、定责、定薪的一种新型护理管理模式。

（二）护理人员分级与核心能力

不同职级的护士有相应的能力要求。

1. 美国护士

（1）助理护士：不需通过执照考试，只需通过简单的护理技术考试，取得一纸证书即可工作。主要从事生活护理。

（2）执业护士：需1～1.5年的护理教育及临床培训，通过护士执照考试，取得执照后留在本地工作。

（3）注册护士：需2～4年的护理专科层次以上教育，获专科文凭或本科学士学位，通过护士执照考试，护士局注册后取得执照。

（4）开业护士：通常有硕士学位；属注册护理师，经过2年专科（儿科学、老年病学、妇产科、家庭保健科等）学习，可从事部分医生的工作。开业护士很大程度上满足了初级保健的需要。

（5）护理行政管理：包括护士长、护理督导、护理部主任的角色，主要负责护理工作和护理人员的督导、管理和建设工作。

2. 中国台湾护士　中国台湾护士能级进阶分四级，各家医院都以护理学会的实施办法为依据。主要分为N1、N2、N3、N4四级，再向行政管理或专科护士继续发展。

（1）N1：着重基本护理，是护理工作满一年且完成N1临床专业能力训练并通过考核的护士，能胜任一般性护理为主要核心能力。

（2）N2：着重重症护理，需工作2年以上，通过N2专业能力训练及资格审核，以重症患者护理为核心能力。

（3）N3：着重教学与整体性护理，指临床工作3年以上，通过N3专业能力训练及考核，具有教学及从事护理质量管理经验，同时具备执行重症患者护理的能力。

（4）N4：着重护理研究与专科护理，为临床工作满4年，通过N4专业能力训练及考核，具备执行重症患者护理的能力，有教学、行政管理及从事护理质量管理经验与能力，达到N4后有资格进阶到护士长职位。

台湾护理学会对进阶上一级护士都有具体的条件要求，如在职教育时数规定、护理重症患者实践能力、案例分析报告、教学能力等。

3. 中国香港地区护士　提出不同等级的护士具备不同的核心能力，并随着教育、技能及经验累积而不断增强。

4. 中国护士　《中华人民共和国护士管理办法》、《护士条例》对护士执业考试、注册有明确规定，但对护理人员分级使用未涉及。2010年原卫生部颁发的《医院实施优质护理服务工作标准（试行）》和《2011年推广优质护理服务工作方案》中，强调护士分层管理的必要性和重要性。

（1）临床护理人员层次分级：基于护士学历、从业年限、能力等划分，通过专家组考核评审后划分，从NO到N4（图11-1）。

（2）临床护理人员晋升条件和核心能力要求包括以下4个方面：

1）NO到N1能力晋升：毕业后参加全国护士执业考试、初级职称考试合格后注册执业，有些医院还需通过职前培训及部门专科理论与操作考试，经过试用期（3个月）后正式执业。这一层次针对毕业后1～2年护士。

2）N1到N2能力晋升：具备N1资质，中专毕业至少临床工作达5年，大专3年、本科 1 年,参加全国护师资格考试并通过。有的医院还要求有危重病人护理考核、胸外重症监护能力、ICU 半年工作经验及晚夜班要求。这一层次针对毕业后 3~5 年的注册护士,获得 N2 能力后可晋升初级职称。

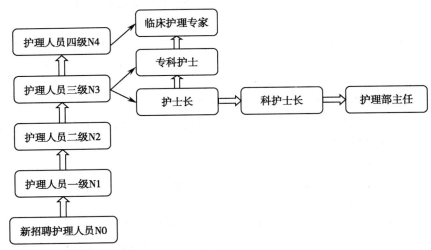

图 11-1 临床专业能力层次进阶层级

3)N2 到 N3 能力晋升:具备 N2 资格,通过全国主管护师资格考试(含计算机、英语),护理专业中专毕业放宽需临床工作 15 年以上,大专毕业 7 年以上(取得护师 5 年后可申报),本科毕业 5 年(取得护师 4 年后可申报),硕士毕业 3 年(取得护师 2 年后可申报),并且有正规期刊发表的论文。有些三甲医院还需有照护重症患者 80 人次 /年、独立值晚夜班、年终考核至少一次优秀的规定。获得 N3 能力后可晋升中级职称。

4)N3 到 N4 能力晋升:具备 N3 资格,通过全国副主任、主任护师资格考试(含计算机、英语),有些三甲医院要求五年任职期间年终考核有两次优秀、完成继续教育达规定学分,具备一定科研能力,学术论文 3 篇以上,且经常参与护理教学工作。这一层次进阶主要对本科毕业 10 年以上注册护士,或其学历为硕士、博士,具备领导和科研方面核心才能。获得 N4 能力后可晋升高级职称。

(李 静)

扫一扫
测一测

复习思考题

1. 什么是护士核心能力?通常把护士核心能力分为哪四个板块?
2. 简述护士核心能力的评价原则。
3. 试论述我国大陆临床护理人员层次分级。
4. 面对我国专科护士现状,我们亟需解决的问题是什么?

复习思考题答案要点与模拟试卷

《护理学导论》教学大纲

附录　主要参考书目

1. 李小妹. 护理学导论 [M]. 北京：人民卫生出版社，2013.

2. 杨巧菊. 护理学导论 [M]. 北京：人民卫生出版社，2012.

3. 李晓松. 护理学导论 [M]. 第 3 版. 北京：人民卫生出版社，2014.

4. 周庆华. 护理学导论 [M]. 上海：第二军医大学出版社，2015.

5. 姜安丽. 护理学导论 [M]. 上海：复旦大学出版社，2015.

6. 王新田. 实用循证护理学 [M]. 北京：科学出版社，2014.

7. 陈香娟，曾晓英. 护理学导论 [M]. 第 2 版. 北京：人民卫生出版社，2014.

8. 周更苏，杨运霞. 护理学导论 [M]. 武汉：华中科技大学出版社，2012.

9. 程云. 护理学导论 [M]. 北京：人民卫生出版社，2012.

10. 张少羽. 护理学导论 [M]. 西安：第四军医大学出版社，2010.

11. 胡雁. 循证护理学 [M]. 北京：人民卫生出版社，2012.

12. 邢铁申，涂凌智. 医学生职业指导教程 [M]. 西安：世界图书出版公司，2010.

13. 廖容，曾凡平，张正洪，等. 年龄结构与护士核心能力相关性调查及对策研究 [J]. 中国护理管理，2010，10（7）：59-60.

14. 李静，曹可，易美玲，等. 护理专业学生就业压力及心理健康的研究进展 [J]. 中华现代护理杂志，2010，16（12）：1473-1474.